血 謝 自癒力

不生病的營養健康療方

編著 **歐瀚文** 醫師
汪立典 營養師

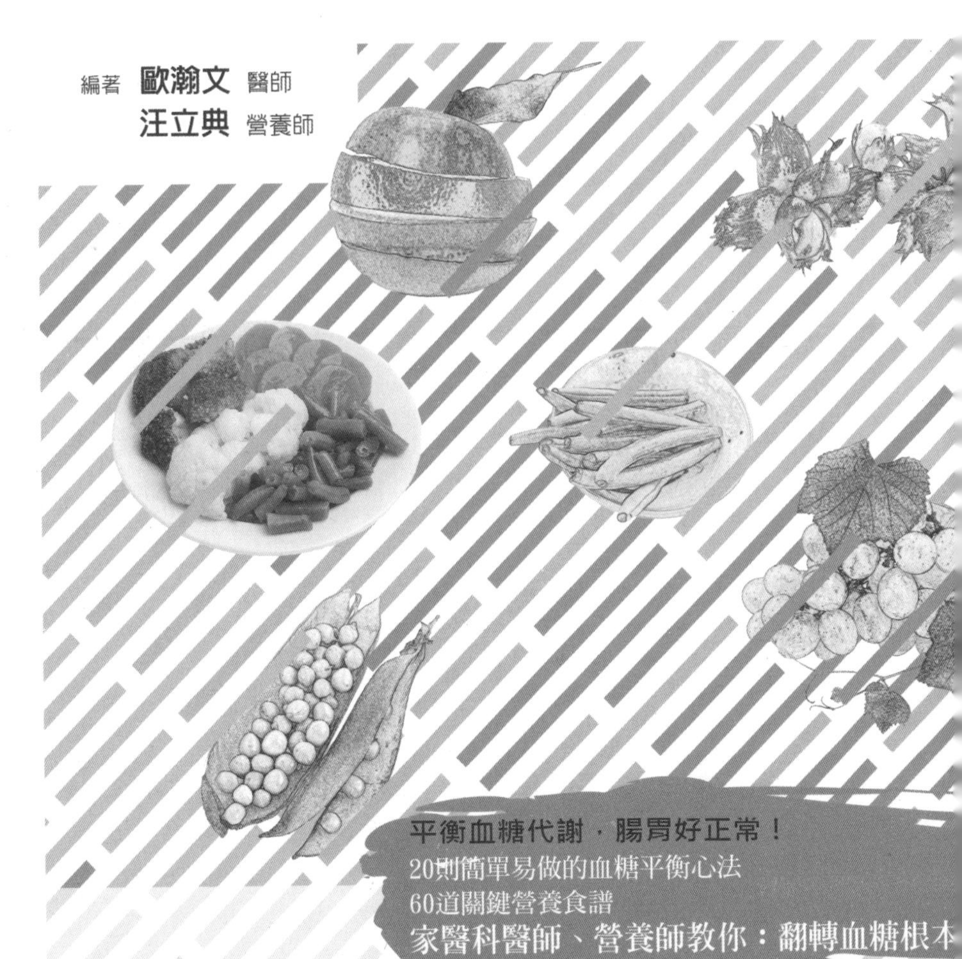

平衡血糖代謝，腸胃好正常！

20則簡單易做的血糖平衡心法

60道關鍵營養食譜

家醫科醫師、營養師教你：翻轉血糖根本

目錄
Contents

家醫科駐診

提升代謝自癒力的健康議題

人體各部位的健康關係，彼此環環相扣，猶如樹根和土壤。唯有抽絲剝繭找出各種症狀問題的根源，並深入支持健康的基礎，才能讓身體自己恢復功能和健康！因此，醫病重點不應只放在病後治療，而是回到預防的起點，進而啓動身體自我療癒力。

【觀念養成篇】

【門診療癒篇】

Part 02

臨床營養學
血糖平衡不生病的日常排毒

許多疾病的開端，都源自於身體功能的衰退，想要提升排毒能力，維持功能順暢的基本元素，我們需要的其實是營養素，而非藥物！就臨床營養學來看，一般人都應該遵守平衡血糖的飲食原則，才能遠離病痛和藥物的危害，真正享受不生病的生活！

【排毒代謝淨化配方】

【總序一】

找回健康與平衡，讓身體像繁茂大樹

過去百年來，西方醫學在傳染病、急症醫學、疾病診斷等範疇有非常卓越的進步，人類的平均壽命大幅延長，但對於慢性病及退化性疾病的治療與預防上，卻似乎沒有顯著進展。

慢性病及退化性疾病，影響國人健康

隨著醫學科技的進步，新型藥物不斷的開發，慢性疾病，尤其是心血管代謝疾病，包括糖尿病以及心血管疾病的人口，卻逐年上升。在美國，照目前的態勢下去，若沒有任何的介入之下，估計在二〇四〇年每三位美國人就有一位會得到糖尿病。

反觀臺灣，根據衛福部統計資料顯示，糖尿病為國人十大死因中排名第五位。依國民健康署二〇一三至二〇一五年「國民營養健康狀況變遷調查」發現，十八歲以上國人糖尿病盛行率為百分之十一點八（男性佔百分之十三點一；女性佔百分之十點五），推估全國約有兩百二十七萬五千名糖尿病的病友，且每年以兩萬五千名的速度持續增加，糖尿病及其併發症不僅影響國人健康，所衍生的醫療負擔亦相當龐大……

營養意識抬頭，找回正確的生活型態

事實上，在尚未進入糖尿病之前，血糖代謝早已出了問題，但許多人卻渾然不自覺。但

另一個事實是，目前的醫療制度是「等待醫學」，只有等到診斷糖尿病的那一天才做治療，對於血糖代謝出問題時，常常以「少吃甜的」、「自己控制」、「多多運動」等話語帶過。

除了糖尿病之外，許多慢性疾病也是如此，在早期症狀出現之前只能等待，沒有一套治療的準則。也因此近年來，社會上營養意識抬頭，預防保健成為熱烈討論的議題，大家都想知道如何以正確的生活型態，加上有醫學研究支持的營養補充，達到疾病預防的效果。

矯正體內功能失衡，達到治療及預防疾病

若將醫學以一棵樹來比喻，目前的分科醫學就如樹枝般分葉茂盛，身體被切割成心臟科、腸胃科、內分泌科等。在症狀出現之前，人體的功能早就已經出現問題。

本書將人體分為七大系統，事實上七大系統彼此網狀連結，互相影響，疾病的早期在於七大系統的功能失衡，將功能矯正後，即能預防及改善疾病，有如恢復健康的樹幹。而樹根的部分則為生活型態，生活型態的不正常，例如飲食失調、熬夜、壓力等，都會造成系統功能的失衡，進而衍伸出疾病問題。本書希望帶來系統性的思考，矯正體內功能失衡，改變生活型態，達到治療及預防疾病。

美國西方州立大學功能醫學碩士
美國馬里蘭大學整合醫學博士班
歐瀚文 醫師

【總序二】

掌握飲食關鍵，做自己的健康管理專家

近來政府致力於縮短城鄉差距，各地方政府與民間單位的造鎮計劃，可謂一波接著一波，走在路上就不難發現，各個區域的生活機能已無不完備。

我自己就居住在郊區的新興城鎮，當初是看上當地的簡樸寧靜，如今卻看著周遭環境如此快速發展，同時放眼望去盡是各式餐飲併排林立，著實便利。這也象徵現代人對於生活機能的要求，尤以「飲食」為先。

吃是人生大事，卻不願意好好吃

吃可是人生大事，無論對食物種類的要求如何，就是得吃，除非想「做仙」。

人人都懂吃，卻不是人人都會吃。是的，我沒寫錯，你也沒看錯，事實就是如此，試問現在有哪個人不懂什麼是垃圾食物？有誰不懂什麼應該多吃，什麼又應該少吃？連我那小學的兒子都知道手搖飲料不該喝，蔬菜水果應該要多吃，何況是受過完整教育、看盡飲食百態的成年人，又怎麼會不懂吃呢？但就是偏偏不會（願意）好好的吃。

以往人們常說的「病從口入」可是一點不假，現代人的身體毛病這麼多：糖尿病、高血壓、肥胖與心臟病等，八成都是自己吃出來的，我想你應該也能認同。

看看街道上密度最高的餐飲店種類，就可以知道現在人都經常吃些什麼。火鍋、燒烤、手搖飲料、鹽酥雞、漢堡、薯條及可樂，哪些不是我們口中說的危險食物？可偏偏不也都是大部分人三不五時最愛拿來裹腹的常態飲食，由此可證。

代謝系統，決定一個人健康與否

總觀國人十大死亡原因，多是癌症與心腦血管疾病。這兩類致命疾病的來源，都是肇因於身體無法將多餘的毒素排除，同時又無法將有用的營養素，作充分利用所導致。

這種將環境物質及飲食去蕪存菁的生理功能，就是所謂的「代謝」。人體代謝系統的好壞，將會決定一個人的體質是否健康。

然而，我想和大家多談的事，並非是人體功能有多麼複雜厲害，反而是想提醒人們，在長期不當的飲食習慣之下，人體將可能會是多麼的無助和脆弱。

掌握飲食關鍵，遠離疾病危害

代謝既然是身體用以處理環境物質的生理功能，那麼接觸身體的環境物質，自然是影響代謝功能的主要因子。

飲食屬於生活環境的一大部分，換言之，如果你正處於高血糖、高血脂的「疾病體質」，或是過度肥胖、長期疲勞的「高風險體質」，又或者是經常過敏、擔心家族疾病的「易感體質」，那麼就請你務必先從認識自己的體質型態做起，並了解如何調整飲食，以符合自身的營養需要。

如此來，就能夠掌控自身疾病的關鍵風險，從而改善體質條件，做自己的健康管理專家。

社團法人中華功能醫學協會 秘書長
瀚仕功能醫學研究中心 營養顧問
瀚仕生醫科技股份有限公司 副總經理
汪立典 營養師

聲明

關於本書分享的臨床經驗、門診個案、治療面向、營養建議等，僅供評估參考；由於每個人體質和狀況的不同，在選擇食療湯膳或任何保健品之前，最好先諮詢營養師或健康管理師。

因此，若身體已有明顯病兆，應積極尋求相關科別的醫師諮詢，才能對症而癒。

Part 01

家醫科駐診

人體七大系統，提升代謝自癒力的健康議題

人體各部位的健康關係，彼此環環相扣，猶如樹根和土壤。

唯有抽絲剝繭找出各種症狀問題的根源，並深入支持健康的基礎，才能讓身體自己恢復功能和健康！因此，醫病的重點，不應該只是放在病後的治療，而是回到預防的起點，從源頭啟動身體自我療癒力。

01

有病才找醫生，那就太遲了！

一般民眾或許並非不願意事先預防疾病，等到發病才來補救，而是根本不知道疾病在哪裡，該怎麼做預防這件事，疏於留意的同時，也常常不太清楚自己已經有了哪些症狀。

找疾病？還是找健康？——原來我們都搞錯了方向

所身為一位家醫科醫師，為了清楚知道問診者的身體狀況，我安排過許多健康檢查，然而我卻深深感受到，現今的健檢和醫療盲點仍處在「找疾病」的階段，而不是在「找健康」！

當我們進行CT檢測（電腦斷層）時，其實只為了找一個零點幾公分的黑點，但是可能已經拖過了十年，才會找到形成黑點的疾病，那麼，為何在這十年之間不先做一些預防性醫療呢？

血糖問題也是如此，從血糖不耐症、糖尿病前期，到真正確診糖尿病，其實也要歷經大約十年的時間，同樣的是，為什麼在這十年中間，我們都在等待？只為了等到血糖真的超過正常值，才來服藥呢？

多數人往往都是到醫院門診後，才會想到順便驗個血糖，正常來說當數值超過一百二十六mg/dL，則是糖尿病（正常值大約落在七十到一百），然而臨床上評估一百到一百二十六之間，雖然還不到疾病程度，卻已屬於糖尿病前期，以目前的主流醫學來說，並沒有處理這一區塊的風險，醫生只會跟你說：「你就自己注意一下自身飲食，回家少吃一點澱粉並且多運動，等到真的超過數值，我們再開始吃藥！」

所以，回到預防的角度來看整件事，是否覺得這樣的作法相當奇怪？為什麼數值落在中間狀態，不先做些預防醫療？一定要等到超過數值，真的患上糖尿病之後，才會開始尋求解決方案。

一般民眾或許並非不願意事先預防疾病，等到發病才來補救，而是根本不知道疾病在哪裡，該怎麼做預防這件事，疏於留意的同時，也常常不太清楚自己已經有了哪些症狀。

醫病的重點在預防

醫病的重點，照理說應該放在事前預防，而非等到疾病發生之後，才開始急著做治療！

就「預防醫學」的角度來講，就是在處理一些疾病的前期及預防，因為當我們的血糖值偏高的時候，其實就是身體的功能「失去平衡」了，但是還沒有進到「病理階段」。

所謂病理階段就是確診為糖尿病，當血糖偏高，尚未進入糖尿病階段，則稱為「血糖不耐症」（糖尿病前期），目前認為在此階段仍是可以逆轉的。

所謂的預防性醫療，會藉由檢測身體胰島素的量，進一步評估代謝指標，一般胰島素的正常值大概是十左右，就我的臨床經驗來看，有些人的血糖可能正常或處於邊緣值，但胰島素已經到高到十五、十六了，這就是所謂的「胰島素抗性」，身體失去對胰島素的敏感度，使得必須分泌更多胰島素，才能把血糖控制到正常值，代表這個人此時已經慢慢進到糖尿病階段，但有些醫院藉由血糖值卻判定「無病」？

所以，就血糖來講，不能只是單看血糖，還必須評估檢測胰島素、血脂肪等，了解醣類在人體的消化代謝情況，進一步了解腸胃道消化功能是否異常，深入追蹤血糖代謝失衡的真正原因，而非只是單就血糖值高低做判定。

此外，有些常吃麵包、蛋糕類的人膽固醇可能是正常狀態，但是三酸甘油酯卻爆表，假使三酸甘油酯跟高密度膽固醇的比值過高的話，往後就有極大機率罹患上糖尿病。

因此，一份看似正常的報告，在醫師綜合評估和細加檢視之下，就可能有不同的解讀方向，同時達到預防為先的契機。

預防醫學的醫療重點

一般上班族常常覺得說肩頸痠痛、熬夜疲累，那就吞個B群調整身體機能，就短時間來看是可行，因為B群能夠促進代謝系統，提供能量，但是這裡面除了B群之外，必須留意到其他關鍵點，想要真正改善症狀的話，仍要透過全面評估，對症而解。

臨床上，曾有病患這樣對我說：「我每天都有在吃B群或是營養補充品！」然而，重點不在多或有沒有吃，而在是否吃對，因為他缺少的可能剛好不是B群，而是其他酵素如葉酸、葉黃素、維他命A等，但是B群並沒有補強身體所需的營養，才會徒勞無功。就預防醫學的診療方式，透過抽血、尿液、胰島素檢測等，進行科學數據化，評估整體的代謝功能，進一步知道身體到底是缺少哪些關鍵酵素和營養。

當檢驗出來發現可能哪些地方代謝不佳，是不是缺乏某些酵素的時候，就可以補給這些酵素。

此外，問診和做問卷是相當重要的一環，因為問卷裡面就包含人體七大系統的綜合性問題，醫生可以從看診對談及問卷當中，透過專業評估之後，找到問題的癥結。

因此，在吃任何營養品之前，都應該先做一個完整檢測，瞭解自身缺乏什麼，再進行補充，吃多吃少都有科學依據，當身體處於缺乏的狀況，補充的量可能需要比一般人更多，若是正常狀態，吃太多則沒有必要，甚至嚴重還會發生中毒現象。

目前有些醫院、診所或比較大型的健檢中心，都設有這些功能醫學相關檢測，假設今天檢測結果有某個數值異常，可能做了調整之後，三個月後再做一次追蹤即可，但是在臨床上，有時不一定要看到數據變化，只要病人的主體感受變好，那麼就是好的發展，如此一來，也就達到預防疾病的目標。

（相關問卷可參閱「附錄一：七大系統自覺症狀評估的健康問卷（男女別／身體部位別）」，同步進行自我檢測。）

自體免疫疾病，源自失衡的腸胃道

臨床上，發現皮膚紅疹、過敏，或是過敏性鼻炎、異位性皮膚炎等症狀，都和腸胃道脫不了關係。一如樹木之根柢，腸胃道也是一個人健康的根本，古人說：「病從口入」，其實就是這個道理。

腸漏症，我的病歷故事

談談個人經驗，高中時的我滿臉痘痘，情況相當嚴重，看了許多醫師都沒有好轉。後來做了食物過敏檢查，才知道是腸胃道出了問題，對於肉類，牛肉、豬肉、雞肉有著慢性過敏現象，導致腸漏症。

臨床上，發現到許多小朋友的皮膚紅疹、過敏，或是過敏性鼻炎、異位性皮膚炎等症狀，都和腸胃道脫不了關係，但一般作法都只是頭痛醫頭、腳痛醫腳，而沒有找到問題的根源，只能短暫緩解或抑制症狀，卻無法真正治癒。

關於腸漏症，導致自體免疫功能失調的疾病，簡單來說是指小腸絨毛受到外來的一些食物或毒素破壞，使絨毛萎縮失去功能，中間就跑出一些小的縫隙，所以當我們吃進去食物，就無法被完全消化，而穿過這個小縫隙，跑到小腸絨毛下面的免疫組織。

因為免疫組織之前沒有看過這些東西，於是產生了抗體對抗它們，這些抗體再被分泌到血液裡面，在身體裡面起了作用，於是形成腸漏症。

腸漏症的治療方式，在於恢復小腸上面的絨毛功能，因此當我把腸漏症治療好了，臉上的痘痘也就慢慢消失，其他慢性過敏症狀也跟著獲得改善。

再者，自體免疫疾病的發病原因，很多都是起因於腸胃道功能不佳，我曾遇到一個案例，患者罹患紅斑性狼瘡，臉部長有蝴蝶斑，身體也有一些紅疹，嘴巴還有破洞，之前到其他醫院看診，服藥一年多穩定下來，便自行停藥。

大概過了兩年多，症狀再次復發，她就跑來門診找我，我幫她施作腸胃道的檢測，同時在問診中追溯她的歷史，發現她小時候反覆感染中耳炎，服用許多抗生素，抵抗力下降，因而影響了免疫系統，造成腸胃道的功能失衡。

於是，我便先從她的腸胃道治療起，大概治療兩個月之後，回門診時再次請她填寫主觀問卷，狀況都相當穩定，抽血檢驗的結果發現，紅斑性狼瘡的免疫指標全部下降，顯示這樣的治療方式是有效的！

一般人都認為腸子躲在身體裡面，其實不然，當我們嘴巴張開、吃進食物的時候，就已經和外界有所接觸，影響著人體的消化、吸收和排毒等功能。

一如樹木之根柢，腸胃道也是一個人健康的根本，古人說：「病從口入」，其實就是這個道理。

功能醫學4R的延伸運用

因為生命經驗的回溯，我得以找到當時滿臉痘痘的真正原因。

於是，經過數年臨床的洗禮，持續看見自體免疫疾病患者的無助，在醫學院的學習，成為一名家醫科醫師，後來持續的進修鑽研，接受功能醫學訓練，更加篤定確知並不想只是以藥物幫病患作症狀控制，而是了解所有症狀的真正成因，再給予有效的治療。

功能醫學並非全盤否定主流醫學，以主流醫學結合功能醫學的整合醫學療法，來幫助門診患者恢復健康。功能醫學醫師還是會使用藥物，並結合更加精細的檢測，給予適當營養品，進行整合性的治療。

從瞭解病人整個故事，追溯到個案的小時候，而帶出問題的核心，進一步幫助找回健康，這些看診醫療歷程，後來在我引介國外著作，著手翻譯美國功能醫學權威醫師——艾米・邁爾斯（Amy Myers, M.D.）的著作《自體免疫自救解方：反轉發炎，改善腸躁、排除身體毒素的革命性療法》（The Autoimmune Solution），得到最好的印證，她提出：「腸道是通往健康之門！治好腸道就是治好自己，意味著將通往扭轉及預防自體免疫疾病的道路上。」

因此，治療腸道往往成了遠離自體免疫流行病的自救解方。

於是，我也在診療中運用功能醫學的4R——腸道修復的營養醫學，透過修復小腸絨毛使其恢復功能，以下是4個R的說明：

◐第一個R：移除（Remove）

移除所有的食物過敏原或毒素，首先要把腸道中過多菌叢或害菌「全部」殺掉。

◐第二個R：取代（Replace）

提供患者消化酵素和胃酸，幫忙消化、吸收，取代身體裡面不足的酵素。

◐第三個R：修復（Repair）

幫助腸黏膜修復，諸如麩醯胺酸、甘草、赤榆、藥蜀葵、蘆薈、甜菊葉、秋葵等，可修補保護腸黏膜。

◐第四個R：重種（Reinoculate）

補充益生菌，把好的菌種重新接種回去。

腸道有第二個大腦之說，又稱「腹腦」，透過四個R，不只能夠恢復腸胃道系統，更能幫助大腦的運作。

由於憂鬱症患者通常是血清胺（Serotonin）分泌不足，然而百分之六十的血清胺是由腸胃道所分泌，因此腸胃道功能不佳的時候，比如說腸黏膜受損，將會直接影響血清胺的分泌，因而造成憂鬱症的產生。

於是，藉由功能醫學4R的延伸運用，使得食物過敏、皮膚濕疹、紅疹、便祕或憂鬱情況，都能有所改善，讓身體系統重建平衡。

健康問診室

怎麼知道自己有慢性過敏？

過敏分為急性和慢性兩種，急性可能是吃了什麼東西，就會立刻出現症狀，因此就不吃了；另一種狀況屬於比較嚴重的慢性過敏，身體在不知不覺中產生過敏反應。

舉例來講，假使一個人對小麥有慢性過敏，今天吃了小麥，也許今天不會有任何不適的感受，可是過了三天之後突然偏頭痛，但因為時間久遠，完全沒辦法連結在一起。因此，除了過敏檢測之外，自己可以嘗試做飲食記錄，記錄每天吃了哪些東西，然後觀察自己有沒有出現哪些症狀，從症狀出現後，陸續把小麥、牛奶、蛋類這些東西拿掉，再回頭檢查身體狀況有沒有變得比較好，藉此得知對哪些食物過敏，進而避免。

直擊人體七大系統——疾病症狀和身體養護

若以一棵樹來綜觀，把人體比作樹，各個樹枝的末梢，分支茂盛，但彼此之間卻互有連結，就如同腸胃道和腦部有著關聯，或是內分泌科跟心臟科也互有影響，腸胃菌叢過度增生或異常的時候，也會造成心血管疾病，整個七大系統可說是息息相關。

從生命之樹，找出疾病的根源

前面提到，我們都搞錯了醫病的重點，過去放在「找疾病」，忽略了「找健康」，現在該由結果的發生回到預防階段。

我想藉由一棵「生命之樹」的起點來談（參見下頁圖示），期許站在一個整體性醫療觀點，來審視並評估每個人的健康問題。

功能醫學的「生命之樹」圖示

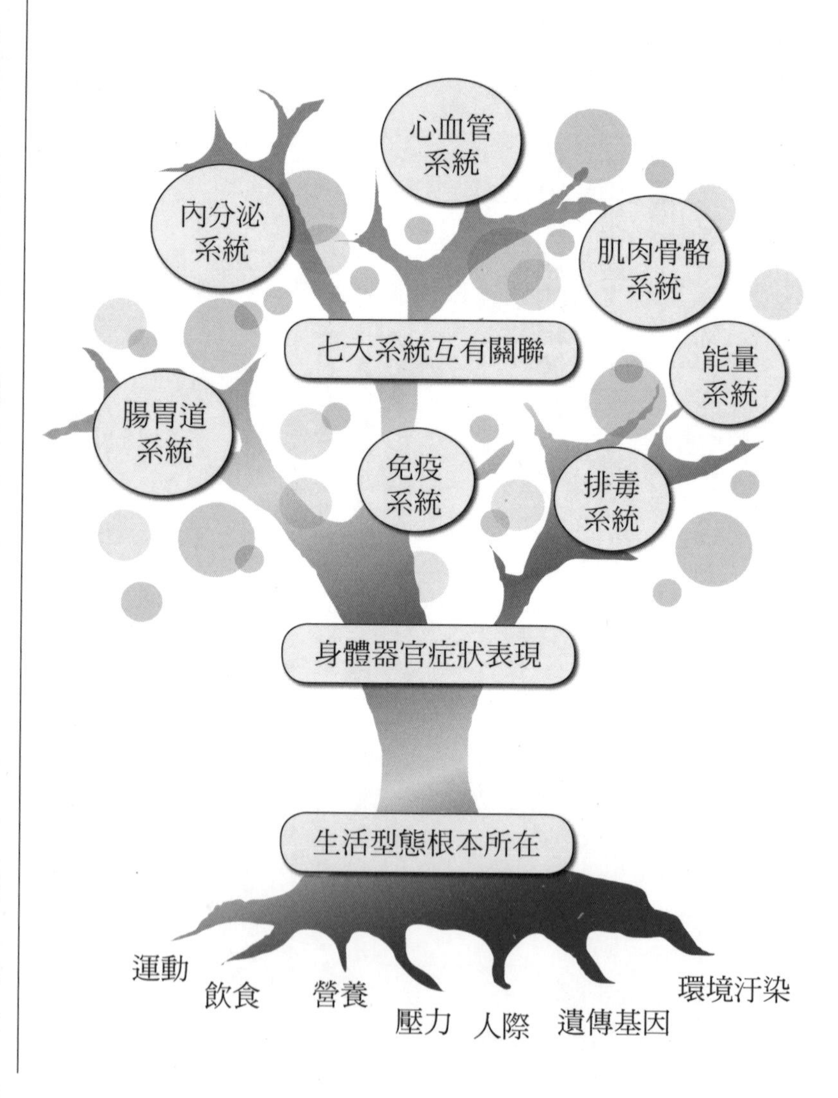

這棵「生命之樹」主要闡述一個重點，人體各部位的健康關係，彼此環環相扣，猶如樹根和土壤。唯有抽絲剝繭找出各種症狀問題的根源，並深入支持健康的基礎，才能讓身體自己恢復功能和健康！

因此，醫病的重點，不應該只是放在病後的治療，而是回到預防的起點，從源頭啟動身體自我療癒力。

如果以現代醫學來講，大家可能會說要去看心臟科、胸腔科、內分泌科、腸胃科……，只在各科分別就診，心臟科就只專心在看心臟的問題，腸胃科只專心在注意腸胃的問題，精神科可能只專注在精神方面的問題。

然而，若以一棵樹來綜觀的話，把人體比作樹，各個樹枝的末梢，分支茂盛，但彼此之間卻互有連結，就如同腸胃道和腦部有著關聯，或是內分泌科跟心臟科也互有影響，腸胃菌叢過度增生或異常的時候，也會造成心血管疾病，整個七大系統可說是息息相關。

當我們發現功能失調的時候，身體就會連帶出現症狀，只在各別區域作出症狀的處理，不只忽略了整體樹幹（七大系統）的表裡關係，還疏忽的根源——樹根，我們的「生活型態」早就出了問題，譬如說飲食營養失衡、運動缺乏、心理壓力、社交恐懼、遺傳基因和環境汙染等，造成可能影響健康和致病的關鍵。

因此，在生活型態的重新調整之下，若能開始從功能著手，進行樹幹（七大系統）的功能矯正，就能避免樹葉末梢（身體器官）的疾病顯現，回到枝葉繁茂的健康狀態。

避免錯誤投藥，找出疾病的治癒關鍵

至於要如何著手矯正呢？

當我發現患者經常出現一些過敏症狀，例如胃食道逆流、胃潰瘍等，就從身體的第一道免疫系統——腸胃道的防禦下手，過敏就可能被解決。或是說有些症狀是比較直觀，可能是胃食道逆流、胃潰瘍，這個很明顯就是腸胃道的問題，我就可以直接從腸胃道這部分去做處理。

以胃食道逆流作為例子，目前主要的療法是採用氫離子幫浦阻斷劑，即俗稱的「制酸劑」，一般會認為胃酸逆流上來，感到胃酸過多而不舒服，但實際研究上卻發現，胃食道逆流患者身體裡面的胃酸和一般人相比，是正常或是甚至更少的狀態，認為是胃食道逆流，實際上卻是胃酸過少。

如果病人本身胃酸不夠，醫生又開立制酸劑，使得胃酸變得更少，將使症狀越來越嚴重。因此，我建議患有胃食道逆流狀況的話，先不要吃胃藥，因為胃藥雖然一開始會有作用，在酸鹼平衡之下，使症狀減緩了，卻沒有做根本上的解決。

從功能醫學的角度來看，我會提供消化酵素幫助消化，甚至提供胃酸，使其加速消化。

再來，可能發現到腸胃道的菌叢失衡，失衡狀況造成腸胃道的開關失控，消化排泄也跟著出問題，令整個胃與腸道全部卡住，下不去的狀況，才會產生胃食道逆流的狀況。

簡單來說，只要恢復消化功能，維持正常的腸胃道系統，就能有效改善逆流現象。

以下，將結合專業領域，除了站在家醫科的診斷，同時輔以功能醫學的整合觀察，針對人體七大系統來深入分享，藉由臨床經驗、門診個案，以及提供建議治療面向，協助病患做更全面性的把關，同時幫助有類似症狀的讀者，一個可供健康參考和醫療評估的方式。

腸胃道系統病變——腸胃炎，萬病之源

現代人的身體毛病，無論大小，十之八九幾乎都跟腸胃是否健康有很大的關係。腸胃功能不佳，身體免疫力必然低弱，容易發生感染、感冒、腹瀉等症狀，也會影響身體合成大部分的神經傳導物質，導致心悸、失眠、緊張、抑鬱、厭食、腸躁等問題相繼出現。

胃食道逆流X可怕的胃酸反彈性分泌

◐門診個案——五十歲男性汽車業務員

這名中年男性患有高血壓，每天固定服用高血壓藥物，加上工作壓力大，發現最近胃食道逆流的狀況更加嚴重。

瞭解他的生活型態後，發現他平常應酬免不了要喝酒，每天至少要喝三杯咖啡，自己也愛吃甜食，由於咖啡或茶類含有咖啡因，會放鬆胃食道交接處的括約肌，易使胃囊裡面的東西往上跑，此外，薄荷、巧克力、高油脂的食物都會造成類似效果。

人在壓力大的時候就會嗜糖，於是一邊喝咖啡、一直吃巧克力，造成身體的惡性循環。過去，他經常到一般診所拿一些胃藥（制酸劑），一開始效果還不錯，後來「火燒心」突然加劇，我告訴他這應該是「胃酸的反彈性分泌」。

當他吃了一個月的制酸劑，將胃裡面分泌胃酸的地方壓抑了一個月，等到停藥之後，開始反彈性分泌，等同把這兩個禮拜胃酸一起分泌出來，造成他坐也不是、躺也不是，甚至連食道都有輕微灼傷。

另外，有些人的胃食道逆流會以咳嗽的方式表現，長期不自覺的乾咳，前往胸腔科照X光都查不出病因，直到找耳鼻喉科做喉鏡檢查，一看才知道整個喉嚨紅腫，因為湧起的胃酸灼傷了喉嚨。如果發現自己長期咳嗽，又找不出原因的時候，可以考慮進一步檢查是否為胃食道逆流所致。

◓ 治療面向——從調整生活型態做起

胃食道逆流，是國人蠻常見的疾病之一，在我的門診裡面，大約十個患者就有兩到三個有此困擾。

腸胃道系統，除了是消化吸收食物營養的地方之外，還是身體十分重要的免疫系統和內分泌系統。因此，當腸胃功能不佳，身體免疫力必然低弱，容易發生感染、感冒、腹瀉等症狀，也會影響身體合成大部分的神經傳導物質，導致心悸、失眠、緊張、抑鬱、厭食、腸躁等問題相繼出現。

所以，現代人的身體毛病，無論大小，十之八九幾乎都跟腸胃是否健康有很大的關係，可說是萬病之源。

針對這個案例，我會希望病患從調整生活型態做起，減少吃甜食、喝咖啡的習慣，因為這些飲食很容易造成胃食道逆流，再來便是藉由營養品改善症狀。

第一種是去甘草的甘草酸，中藥甘草含有甘草酸，目前有「去甘草的甘草酸」，把甘草酸去除，即成天然胃乳。當症狀屬於急性期或有胃潰瘍的時候，我會建議患者於飯前服用，用以保護胃黏膜。

另外，便是進行前面提過的「4R——腸道修復的營養醫學」，補充胃酸、酵素、益生菌、麩醯胺酸等，進而改善症狀。

胃潰瘍X腹腔壓力累積導致胃出血

◐門診個案——三十五歲中廣科技男

這位病患擔任日夜輪班的科技業，長期工作壓力大，有著中廣型身材，由於「中廣」容易造成腹內壓力。

他的肚子已經陸陸續續痛了快三個月，所以有時候會吃一些止痛藥，症狀一直沒有改善，反而越吃狀況越糟糕。

但是因為工作實在太忙，拖到三個月之後，有一天發現出現血便，只好趕快來到我的家醫科門診。

首先我先幫他做糞便檢測，同時抽血檢查是否有貧血狀況，他的個頭高、身形壯碩，檢查結果竟有輕微貧血，糞便也確認有血的反應。

◐治療面向——嘗試替代或整合療法

我一開始先開胃藥給他，但不同於制酸劑，而是一般常見的氧化鎂，因為氧化鎂也可以稍微保護胃黏膜，但是病患還是覺得上腹部悶痛，加上出現胃食道逆流的症狀。

於是安排胃鏡檢查，待報告出來，果然是輕度的胃食道逆流和胃潰瘍，在他的胃裡面看到很多小白點，上面還正在流血，但還不到非常嚴重的地步。

當胃酸過多的時候，比較不容易凝血，而更容易出血，所以一般臨床治療方法，就是提供病人制酸劑，把胃酸抑制下來。雖然知道制酸劑不好，但這是最普遍的做法，甚至有些更為嚴重的病況，則是請病人直接住院，採注射補充制酸劑作為症狀的控制，或是直接在患部塗上一層類似凝膠止血，等它自體恢復。

但是，這個病人的症狀很輕微，如果又吃制酸劑，反而矯枉過正，因此我建議他評估嘗試替代或整合療法，他也願意接受。

胃潰瘍的治療方法，大致和胃食道逆流差不多，但如果胃潰瘍的症狀真的很嚴重，甚至嚴重到胃穿孔，可能就要開刀才能處理。

這裡講的狀況都是比較輕微，不過要是持續有胃食道逆流，或是長期覺得肚子疼痛，都有可能引發胃潰瘍，不可不慎。

這個病患主因是生活壓力過大，壓力會刺激胃黏膜，造成胃酸分泌過多，加上身體處於高壓時，有一條保護胃黏膜的路徑會受到抑制，跑去製作另外一個荷爾蒙，使得胃部容易產生一些破洞。所以，我們經常說壓力大造成胃潰瘍的原因就在於此。

健康問診室

外食族如何簡單兼顧三餐？

關於理想的早餐，是回到古老祖先的習慣，以米粥或飯搭配青菜和魚類，開啟一日早晨，但是對於現代人來說，應該有些難以辦到。

此外，並不建議吃麵包，因為多數人對小麥過敏而不自知，主要是農作物的基因受到改造，現今的小麥基因結構跟老祖先所吃的小麥已經完全不一樣了，基因改造的小麥裡面有一種容易造成過敏反應的成份，使身體產生發炎狀態，而發炎正是許多慢性疾病的元凶。

如果真的想吃麵包，可以建議選購用歐洲和日本原生種小麥製成的麵包，沒有經過基因改造，只是我們很難探究店家的麵粉來源。

此外，現在的上班族工時長，下班經常較晚，這時只要把握住餐與餐之間的間隔四小時，是最理想的狀況，例如說十二點吃完午餐，可以在下午四點吃一些小食（建議以堅果類為主，大約八到十顆的量，不過也要留意是否對堅果有過敏現象），到了晚上八點再吃晚餐，大致上就沒有問題（但仍建議三餐飲食時間正常）。

消化不良X小腸細菌過度增生

◓門診個案——四十歲專職家庭主婦

她常常覺得胃脹氣、消化不好，不是便秘就是拉肚子，拉完肚子又便秘，整個消化功能極差。當病人消化功能不好，患有脹氣的話，一般醫院會開立消化酵素，但是她覺得症狀仍舊沒有改善。

◓治療面向——改善小腸菌叢過度增生（SIBO）

後來她來到我的診所，脹氣通常是因為小腸或大腸裡面的細菌過多，這些細菌產生氣體，進而產生過多的氣體，才有不舒服的感受，因此我幫她做一個呼氣測試，檢驗小腸裡面有沒有菌叢的不正常增生，果然是小腸細菌過度增生（Small Intestine Bacterial Overgrowth, SIBO）。

菌叢不正常增生，在於本身並非其致病菌，都是身體內本來就該有的菌，只是太多了，多到影響消化。

一般醫院碰到這種案例，通常建議病人吃東西要細嚼慢嚥、少量多餐，要不然就是多走路，看腹中脹氣會不會自然消耗排掉，然後開立消脹氣藥物和消化酵素，針對症狀給藥，抑制症狀，比較屬於結果導向，所以很難知道疾病的根源在哪裡。

因此，我藉由整合醫學的觀念，透過「4R——腸道修復的營養醫學」，幫助改善腸胃道功能，同時補充胃酸。

此外，一般市面上販售的整腸保健品，仔細查看成份，其實都是一些益生菌，若是有輕微的拉肚子或便秘，是可以補充食用，進而緩解腸胃不適，但還是建議諮詢藥師或醫師。

健康問診室

常喝熱湯，會傷害胃黏膜嗎？

聽到有人在說常喝熱湯，容易傷害腸胃道和黏膜？常常吃冰的東西，也會把腸胃道凍傷？

其實是不會影響的，因為當食物進入身體的時候，身體會有自我調節溫度的功能，可以調整到適當的溫度再往下走，喝冰水亦然。當然以中醫的理論來講，會認為喝冰水對身體不好，但西醫觀點會認為不管是喝冰水或喝熱湯，身體都會自動調整成可以適應的溫度。

另外，腸胃功能不佳的人，可以多喝一些富含膠質的大骨湯或煲湯，有助修復腸胃道黏膜。

腸躁症X壓力導致好菌變壞菌

◐門診個案——二十八歲年輕男醫師

根據統計，目前越來越多人患有腸躁症的問題，特別是年輕人，不知道原因為何，有一說是「衛生假說」，當環境越來越乾淨，使得現代人的免疫力相對較差，只要有一點點細菌或不潔就會發作。

過去一般認為腸躁是心理因素造成，就是緊張的時候，通常會造成拉肚子的現象，但是每個人都會有緊張時刻，為什麼有些人緊張不會拉肚子？有些人就會呢？必然是兩者的腸道有些不一樣的地方，才造成這種差異。

不過，心理壓力確實會影響腸胃道功能，正如「腦腸循環」，當人處於壓力大的狀況之下，會改變腸胃道菌相，好菌就會變成壞菌，當壞菌變多，就造成SIBO症狀。

臨床上，有一位年輕住院醫師，也是我的學弟，他跟我說每次上台報告或是要開刀的時候，壓力就很大，造成他經常跑廁所。

◐治療面向——放鬆、調整生活型態和修復腸道

目前臨床對腸躁症的治療方法，就是請病人盡量放輕鬆、調整生活型態，減輕壓力，然後開立抗焦慮藥物。

奇怪的是，腸躁症並不是抗焦慮藥缺乏症，而是腸胃道問題，卻只開憂鬱症或抗焦慮的藥？所以這位學弟就來我的門診，希望由我治療。

我做的第一件事情是請他做吹氣測試，進行小腸菌叢檢測，隨後進入4R腸道修復的步驟，主要因為很多腸躁症病患都是因為小腸菌叢過度增生（SIBO）所造成的，所以直接治療病人的小腸菌叢過度增生的問題，之後症狀就會有所改善。

然而，施作三個月以後，症狀雖有稍稍減輕了，卻仍有腸躁症的狀況，於是又幫他做吹氣測試複查等，才進一步發現原來是飲食出了問題。

平時的他喜歡吃糖類、甜食類、乳酸飲料，雖然乳酸飲料含有果寡糖，卻有著高糖份，加上若是體內菌種喜歡果寡糖，進而分解掉，於是產生出更多氣體，導致症狀越來越嚴重！

於是，我就建議他從生活型態進行改善，開始喝咖啡不加糖，少吃蛋糕、甜食等精緻澱粉，後來過然慢慢有所改善，腸躁症的頻率也慢慢降低。

健康問診室

多糖，如何影響健康？

二〇一七年起，衛福部開始建議民眾每日不要攝取超過百分之十的糖，以一個成年人來講，一天飲食大約吃進兩千大卡，兩千卡的百分之十就是兩百大卡，兩百大卡大概就是十顆方糖的量。

十顆方糖也許很抽象，如果喝一杯多多綠的話，全糖是十二顆方糖，其實就超出一天的建議攝取量，所以建議含糖手搖飲還是少喝為妙。

之前美國有拍攝一部紀錄片——《受夠了（Fed up）》，揭露人們「不願面對的肥胖真相」，裡面談到食品供應商長期以來為了自身利益，遮蔽了「糖類對於人體的危害其實是很大」這件事實，因為日常飲食中幾乎都會使用到糖，最嚴重就是用基因改造的玉米做成玉米糖漿，而玉米糖漿隨處可見。

此外，糖類對於大腦的作用，就如同海洛因一樣，人對糖類是會上癮的！所以，每個人多少會有嗜糖狀況，當我們吃了太多的含糖食物，除了提高罹患糖尿病的風險之外，膽固醇也會跟著上升，造成肥胖、三高等慢性病的危害。

台灣肥胖學童越來越多，在美國也是同樣狀況，他們就預估二〇五〇年後的美國，大概每三個人就會有一個糖尿病患者。

禁吃甜食，那不是太痛苦了嗎？我通常會對病人說：「不需要那麼痛苦，只要不是天天吃，有所節制就行！」假使偶爾想放鬆一下喝杯珍珠奶茶，一兩個禮拜才喝上一次，比較沒有關係，但總歸還是要回到正常飲食。

健康問診室

什麼是生酮飲食？

最近很夯的議題「生酮飲食」，是一種高脂肪、適量蛋白質，以及低碳水化合物飲食方式，比例是——百分之十的醣類、百分之八十的脂肪、百分之十的蛋白質。

以過去來講，生酮飲食是用來做治療的，目前有些研究是它對於阿茲海默症可能有幫助，生酮飲食的作用是讓身體裡面生出酮體，酮體可以讓大腦運用，所以有些阿茲海默症的病友發現採取生酮飲食之後，他的腦部功能有所改善，進而活化了。

其次是治療癲癇，當小朋友或成人癲癇很嚴重的時候，也可以採取生酮飲食的治療方式。

健康問診室

什麼是生酮飲食？

但是生酮對糖尿病的作用，概念上和「低醣飲食」差不多，說穿了就是降低醣類的攝取量，由於糖尿病患者無法控制吃下過多的醣類，因此建議他們進行低醣飲食。

所謂的低醣飲食，比例是——百分之二十的醣類、百分之六十的蛋白質、百分之二十的脂肪，最近研究發現對於一些慢性疲勞者，生酮可以直接進到粒線體，使人感到更有活力一些，減少疲勞感。

但是就傳統醫學來講，過去本來就有生酮飲食的做法，只是現在被很多人拿來作為減肥之用，因為少吃了澱粉類，身形自然有所改變。

然而，生酮飲食有一個危險的地方，在於酮體太多的話，可能會造成中毒現象，所以，還是必須經過營養師或醫師進行過專業評估之後，才可以實施這套飲食方法，不建議自己貿然嘗試。

心血管系統病變——體內流動的無聲殺手

過去以為雞蛋容易造成膽固醇過高，事實上，美國研究發現雞蛋有助提升好的膽固醇，真正的問題出在醣類。

根據研究，食物中的膽固醇多寡，並不會嚴重影響人體內的膽固醇高低，但是假使身體內原本就有膽固醇過高的問題，就會提高罹患冠狀動脈疾病的風險。

血脂異常X心血管疾病的重要徵兆

◓門診個案——天生酵素變異的男子

有些人的血脂異常是先天性的酵素影響，臨床上這位二十三歲的年輕男子，當時正在服兵役，整個人瘦瘦高高，看似沒什麼問題，但是抽血檢驗卻發現總膽固醇二百七十，低密度膽固醇達一百六十幾以上，因此，長期服用降膽固醇的藥物。由於，他想知道是否有不吃藥的方式，因此前來問診。

● 治療面向——長期服藥以外的選擇

血脂肪異常，就是體內壞的膽固醇過高，究其根源在於吃了太多醣類，因為醣類除了轉換成膽固醇之外，還會跑到血管末梢進行大肆破壞，所以很多糖尿病人，最後除了水腫之外，末梢感神經也會產生病變，例如醣類累積在末梢，導致腳變形，或是醣類破壞視神經，導致失明等。

若是飲食中的飽和脂肪酸攝取偏高，就容易沉積在人體的血管當中，進而造成心血管疾病。

這位年輕病患出於酵素變異，因此我請他服用紅麴，加上飲食控制，三個月之後，改善效果非常好，總膽固醇從兩百七十降到一百七十，低密度膽固醇也剩下一百多。

但後來他自行停用紅麴，追蹤檢查的數據又上升，經過深究發現，他就是天生酵素變異，酵素的活性太高，一直在生成膽固醇，造成膽固醇數值偏高。於是，建議他兩天吃一顆紅麴，直到現在都控制得不錯。一般市面上的紅麴就有同樣效果，但要留意濃度、萃取方式和來源。

因此，若以血脂異常來說，我們不能單看數值高低，還要進一步瞭解它的分型。再者，可能會有一些先天酵素異常的個案，導致膽固醇飆高的現象。有些民眾對於紅麴仍有不適應的現象，還是要依個人體質做評估。

健康問診室

膽固醇分好壞？濃度和顆粒是重點！

血液中的脂肪，主要是膽固醇和三酸甘油酯，膽固醇又分為高密度脂蛋白（High Density Lipoprotein, HDL），俗稱「好的膽固醇」；低密度脂蛋白（Low Density Lipoprotein, LDL），容易沉積在血管壁，因此俗稱「壞的膽固醇」，但是並非所有高密度脂蛋白都具有保護作用，也不是所有低密度膽固醇對人體都有害。

針對低密度脂蛋白膽固醇來說，主要需評估它的顆粒的大小與數量，一種是小而緻密，一種是大而鬆散，小而緻密的膽固醇更容易累積在血管壁上，造成血管堵塞，是心肌梗塞的高風險群。

針對高密度脂蛋白膽固醇來說，過去認為檢測數值在四十以上屬於正常，而且越高越好，但最近發現在大於八十 mg/dL 的人身上，也會造成心肌梗塞，因為說穿了，它的本質仍是膽固醇，假使過多，也是容易被氧化，然後累積在血管壁當中，因此 HDL 可以進一步再做分型——小而緻密或大而鬆散，如果小而緻密多的話，就要特別注意了。

此外，關於三酸甘油酯，如果比上高密度脂蛋白膽固醇的比值偏高的話，就有糖尿病的風險，比如說這個人的 HDL 有五十，一般標準值認為三酸甘油酯小於兩百就好，而且搞不好一百六十幾都認定為正常範圍，可是當一百六十：五十比值一除之下，便超過三，其實就有糖尿病風險，並非單純檢視各別一兩個項目正常，就能夠掉以輕心的事！

心臟病X心肌梗塞的高風險群

◐ 門診個案——六十五歲企業大老闆

這位大老闆的心臟已經裝了四、五根支架，過去飲食總是大魚大肉，導致糖病病和心肌梗塞的問題。

目前針對患有糖尿病，而且心臟裝過支架的患者要預防再次心肌梗塞，會給予降低膽固醇的藥物，一般最常聽到的是（史）他汀類藥物（Statin），可讓低密度脂蛋白（LDL）降到70mg/dL 以下，然而卻有著程度不一的副作用，最常見肌肉酸痛、全身不舒服，也會造成肝功能異常。

當病患裝完心臟支架之後，醫院會再開抗凝血劑或阿斯匹靈，作為抗凝血作用，目前對於心肌梗塞做的次級預防大致如此，目的在於使血管不再阻塞。

回到案例中的大老闆，他已經裝過支架了，不想要整天服用降膽固醇和阿斯匹靈等藥物，希望尋求其他的預防方式。

◐ 治療面向——維持血管內皮健康

我先幫他做血管內皮等功能檢測、甲基化功能代謝作用，檢視內皮的平滑度、放鬆能力，發現血管內皮的健康程度很差。

因此，從改善內皮功能著手，像是精氨酸，在人體中轉成一氧化氮，使血管放鬆，血液慢慢回流，就能減緩心臟的負荷。食物中的甜菜根，也能幫助增加血液中一氧化氮的濃度。

此外，搭配葉酸、B_{12}、紅麴、Q_{10}等營養素。加上病患本身具有糖尿病，在不額外增加糖尿病藥物之下，可藉由葫蘆瓜、苦瓜、黃連等萃取物，幫助調整血糖代謝，在患者維持正規醫療的同時，採用進行整合醫學，維持住血管內皮的健康，進而達到健康控制。

這裡要補充說明，對於冠狀動脈疾病，需要重新評估這是一種血管壁的疾病，而非血管管腔的問題，也許管腔的三分之一狹窄，但三分之二正常，還能維持血液流動通暢，只需避免不要再繼續窄化即可，所以開阿斯匹靈或降膽固醇的藥物，讓阻塞狀況不要繼續累積上去。

但是追究到底，仍必須了解病人血管壁的平滑度，藉由血管內皮檢測以及檢測同半胱胺酸的濃度，濃度高代表血管壁比較粗糙。當血管壁凹凸（不平滑）的時候，膽固醇會被卡住，進而形成斑塊，進而使得血管的管腔越變越狹窄，嚴重則造成粥狀動脈硬化、心肌梗塞等。

心臟無力X收縮功能異常

◐門診個案——七十多歲男性老人家

這位長者本身帶有糖尿病和心臟衰竭的病史，由於心射出率（心臟收縮時可送出多少血液）低，代表心臟較無力，因此出現疲勞、倦怠、易喘現象，平常只要爬幾格樓梯或走路就會急喘。

因此，前來門診希望有可能改善的機會。

◐ 治療面向——保持血管通暢

由於患者年紀較大，主要還是避免惡化走到衰竭的路上。

因此，作法上採取照顧好血管內皮的功能，保持血管順暢，提供Q_{10}、一氧化氮的營養攝取，同時提升粒線體功能，幫助心臟能夠正常收縮，此療程大約進行了半年，當他再回醫院做心臟超音波，結果竟然進步了。

中風X內皮斑塊造成血管堵塞

◐ 門診個案——中老年族群

中風大致分為兩種，一種是出血性中風，即血壓控制不好，血管壓力太大，造成血管破裂；另外一種是缺血性中風，內皮的斑塊掉落，跑到比較細小的血管處，造成堵塞，當血液流不過去，該處的組織就會壞死，進而造成中風。

一般大約有百分之八十的人都是缺血性中風，由於現在大家都會盡量控制血壓，反而是斑塊較少被注意到。

這些中年男女的病歷大多以預防為主，關注的面向則放在斑塊控制，也就是維持血管內皮的健康。

◐治療面向——預防中風，從內皮保養做起

想要讓自己遠離中風的侵擾，首先要控制血壓，預防出血性風險；第二要維持血管內皮的功能健全，避免斑塊產生。

此外，談到小中風，通常是因為病人的心臟有一些問題，像是心房顫動，抖動時產生漩渦，造成小血栓，透過心臟收縮由血液輸送到腦部去，可能很快就被分解掉，如果是大血栓，可能就跟斑塊一樣卡住，人就中風了。

一般心臟在搏動的時候，是靠心臟電傳導，患有心房顫動的人，多半是心臟放電功能出現異常，當電傳導出現問題的時候，人就會產生心房顫動，或者說有些心臟衰竭的人，因為心臟已經出現結構性的變化，之後就會產生無法預防的心房顫動。有些人屬於先天異常，有些人則是因為心臟衰竭，心臟較為無力。

一般主流醫學的做法是開立抗凝血劑，至少讓患者不要產生斑塊。但就整合醫學的角度而言，放在照顧血管內皮為主，當血管平滑的時候，就不會造成堵塞。

其實比較危險的是暫時性的缺血性中風，有些人會突然覺得手麻或是臉部僵硬，過半小時之後又恢復，可能是斑塊或血塊跑過血管，根本之道還是要從血管內皮的保養做起，平時少吃醣類開始，不要讓它累積在血管壁上，只要血管內皮平滑不粗糙，血管不卡住，就不會中風。

內分泌系統病變——致命的荷爾蒙叛變

常見的內分泌腺體有甲狀腺、腎上腺素、性腺等，胰島素也算是內分泌，因為它和血糖代謝有關。甲狀腺和新陳代謝相關，腎上腺又稱壓力荷爾蒙，性腺顧名思義是負責男女代謝和發育的功能。然而，一旦荷爾蒙失序將造成身體的叛變，導致病痛纏身。

甲狀腺功能異常——亢進或低下都困擾

甲狀腺亢進常見疾病為葛瑞夫茲症（Graves'disease），甲狀腺低下則出現橋本氏甲狀腺炎（Hashimoto's thyroiditis）。

近幾年發現，不管是葛瑞夫茲症或橋本氏甲狀腺炎的人都越來越多，各界都在探討是什麼原因所致，環境可能是其中的主因之一，環境會影響腸胃道的免疫功能，使得免疫功能再來影響甲狀腺。

甲狀腺亢進的病人，新陳代謝會比較快，因為代謝加快，呈現在外貌上就會偏瘦，以及手抖、眼凸、心跳快速等典型表徵。

此外，也可能造成血糖降低，所以有些血糖代謝異常的人，可能不是飲食問題，而是甲狀腺功能出現異常。

假使是甲狀腺低下的人，所有狀況將反過來，新陳代謝比較差，整個人感到懶洋洋、異常疲累，水液會累積在周邊組織造成全身性水腫。

甲狀腺亢進可能出現症狀

- 超級神經質・焦慮・易緊張・情緒起伏大・失眠・易受驚嚇・發抖・肌肉無力
- 多言・好動・週期四肢麻痺・心跳加快・心悸・心律不整・血壓升高
- 飲食增加・體重減輕・易口渴・大便次數增加・皮膚濕潤・體溫升高・怕熱
- 出汗・呼吸困難・短促・眼突、視力模糊・怕光・眼痛・眼脹・易流淚

甲狀腺低下可能出現症狀

・嗜睡・精神萎靡・消極・反應慢・記憶力減退・注意力難以集中・情緒抑鬱
・四肢冰冷・肌肉無力・僵硬・痠痛・皮膚蒼白・乾燥・粗糙・頭髮易斷
・易脫落・指甲變脆・食欲不振・便秘・體重增加・心跳變慢・聽力下降・四肢
・面部浮腫・眼皮浮腫・甲狀腺腫大

甲狀腺功能低下X體內重金屬累積所致

◓臨床個案——三十歲女性護理師

這位護理師本來就有甲狀腺功能低下的問題，患有橋本氏甲狀腺炎，常常覺得疲倦，整個人懶洋洋，身材也微胖，血糖代謝亦不佳。

一般遇到甲狀腺功能低下的病例，因為不足，合理作法是單純讓病患補充甲狀腺素，但是並沒有找出造成低下的根本原因——免疫系統的功能失衡。後來她來找我問診，希望有其他的改善方式。

◓治療面向——腸道修復輔以螯合解毒

首先，我幫她檢測腸胃道功能，發現有些異常狀況，因此進行4R腸道修復的營養醫學，治療大約三個月之後，並沒有改善很多，必然還有其他問題存在。

後來從環境尋找其他病因，可能是排毒功能有問題，透過檢測發現有重金屬（汞）反應，身為護理師的她長期接觸假牙，加上愛吃深海魚類，所以造成汞累積。

於是，開始增進肝臟排毒，利用一種類似離子的螯合劑，幫她代謝重金屬，由於金屬是陽離子，吃進去的東西為陰離子，兩者結合一起後就可以將重金屬排出體外，臨床上稱之為「螯合解毒」，之後徵狀果然有所改善。

此外，提到肝臟排毒，飲食中有抗發炎的食材——薑黃，雖然咖哩也有薑黃，但分子太大，身體較難消化、分解和吸收，再者是綠花椰菜，只是要留意農藥殘留，這些食材都有助肝臟做排毒。

甲狀腺功能亢進X切除後的可怕後遺症

◓門診個案——六十三歲女性

這位患者在二十年前就診斷出甲狀腺亢進，主流醫學採服用放射碘，用以破壞並殺死甲狀腺，副作用是導致病人脖子腫大，後來則進行手術全切除。

然而，甲狀腺切除之後，就沒有辦法再分泌甲狀腺素，所以要終身服用甲狀腺素。

大約在十年前，她便發現肝功能數值一直很高，GOT、GPT 持續破百，到住院進行整套檢查和肝臟穿刺，醫師只是告知：「妳的肝臟在發炎！」加上後來出現肌肉疼痛的症狀，又做了檢查，醫生對她說：「因為身體免疫沒有皮肌炎，如此的話，那就開始吃一些類固醇！」但還是沒什麼效果，於是又服用生物製劑，藉由一些單株抗體吸附抗體。

後來，交互影響下出現極為嚴重的副作用，造成白血球低下（正常白血球數值是五千顆左右，她只剩不到一百顆），免疫力差到只要一個小感冒，就嚴重到要住進加護病房。

於是，她跑去看中醫，原本肝臟功能就不太好，因而導致猛爆性肝炎，再次住進加護病房，讓她直想放棄治療。

◓ 治療面向——腸胃治療合併肝臟解毒

一個簡單的甲狀腺亢進問題，儘管已經切除，遺留的抗體有可能跑到身體的其他部位，產生後遺症，自體免疫疾病麻煩之處在，當它跑到關節就變成類風濕性關節炎，跑到甲狀腺就成了甲狀腺亢進或低下，就算拿掉病灶，原先免疫系統失調的狀況依然存在，才使她兩十多年來狀況頻仍。

一次，她讀到《自體免疫自救解方：反轉發炎，改善腸躁、排除身體毒素的革命性療法》（作者：艾米．邁爾斯 Amy Myers，編譯：歐瀚文醫師，博思智庫出版，二〇一七年）這本書，於是來到我的門診。

我幫她進行4R腸道修復的營養醫學，以及肝臟解毒，大約一個多月之後，肝功能下降了百分之三十，後來在和病人討論下，改採針劑療法，加快療程速度，目前情況穩定中。

性腺荷爾蒙代謝失衡X莫名疲勞感上身

◓ 門診個案——生活壓力大的男女

不管男性或女性，當你長期處於慢性疲勞的時候，我們稱之為cortisol（又譯成可的松），就是皮質醇竊取（Cortisol Steal），就是把它偷過來，竊取，因為一般的膽固醇代謝下來會分泌成皮質醇，它也會走旁邊去分泌雌激素，當我們壓力大的時候，身體只會朝向這邊去走，因為它要去提升抗壓荷爾蒙，反而往另一邊走的變少了，就會影響到性腺荷爾蒙的代謝。

◓ 治療面向——

所以有時候，我們看這些性腺荷爾蒙的問題，我們也會去關心病人生活壓力是不是很大，最近是不是比較疲累等，皮質醇對人體來說是好的物質，因為它可以抗氧，但是當我們壓力大，它分泌太多的時候，會讓我們一些免疫功能下降或是腹部脂肪累積之類的。（關於「慢性疲勞症」的案例和治療面向，請參閱本書「能量系統病變——身體中的發電機大罷工」頁八十三。）

男性更年期X越過山丘，感到力不從心

◓門診個案——五十三歲中年男人

這個案例發現自己越過五十歲之後，開始有種莫名的疲憊感，特別是性生活力不從心，也無心於事業的衝刺，很多事情都是得過且過，覺得已經不再具有任何衝勁跟活力。

於是，我幫他做一些男性荷爾蒙的檢測，確實有比較偏低的現象。

◓治療面向——補充草本萃取的荷爾蒙

大部分常聽到女性更年期，其實男性也有更年期，有一些問卷可以針對男性荷爾蒙的症狀評估（請參閱本書附錄一「七大系統自覺症狀評估的健康問卷—男性版」），進一步了解身體的大致問題，再尋求醫療專業協助。

當男性到了一定年齡之後，男性荷爾蒙變少，不像以前那麼具有侵略性，覺得不像以前有積極往前衝的力量，生活有點枯燥乏味，有些人甚至會以憂鬱來表現，性功能也會出現障礙。此外，有些人年輕時期可能會打老婆，中年之後變成怕老婆，都是荷爾蒙在作祟。

近年來國人開始關心男性更年期的議題，只是仍舊佔少數，一般整合醫療的作法會幫患者補充一些男性荷爾蒙，用以度過這個沮喪期（大概在五十五歲前後），提供一種生物等同性（Bioidentical）的植物萃取物，藉由擦拭吸收。

若是害怕是否可能因此產生一些癌症病變，例如前列腺癌、攝護腺癌等，可以先行追蹤病人的 PSA，看他有沒有前列腺特異抗原，通常大於四就有前列腺癌的可能，同時和醫師進行整體評估。

我會特別提出這個案例，是因他用了近十年，PSA 始終維持在正常範圍內，這也並非唯一個案，許多病人使用了五、六年，PSA 也都在正常數值，可能是因為成份屬於草藥類的生物等同性，不像化學類會在身體累積，造成衍伸問題。

女性更年期Ｘ期盼像朵永不凋零的花

◓ 門診個案——五十多歲的停經女人

相對男性來講，關於女生更年期的案例就很多，一般作法便是提供女性荷爾蒙，例如大豆異黃酮。

過去新聞曾報導，豆漿喝太多會導致乳癌，其實是要回頭檢視雌激素的代謝情況，雌激素在體內會分成三條代謝路徑，其中一條會造成癌症，也就是說它所代謝過後的產物，會直接刺激乳房或子宮，造成乳癌或是子宮癌。

進一步追查發現，這種結果與上游原料有很大的關係，一般婦產科所開的女性荷爾蒙，是從懷孕母馬的尿液提煉出來，再加上一些化學合成的東西，另一種則是生活中經常接觸到的塑化劑，亦即環境荷爾蒙。這兩種來源的荷爾蒙，會在人體中走向導致癌症的路徑。

所以，婦科提供更年期患者服用女性荷爾蒙，通常都不會超過一年，目的放在讓患者渡過這段難熬的更年期，最後慢慢讓自己習慣與身體和平共處。

◐ 治療面向——遠離雌激素優勢

就我的門診經驗來講，通常會先針對女性荷爾蒙的症狀進行問卷評估（請參閱本書附錄一「七大系統自覺症狀評估的健康問卷—女性版」），進一步了解身體的大致問題，再尋求醫療專業協助。

整合醫療的作法，會提供患者生物等同性荷爾蒙作為補充，如果是在女性停經前，大多只需要補充一些黃體素，停經之後才是補充天然雌激素，也就是黃體素。這部分得和醫師進行整體評估。

此外，男性的身體裡面也會有雌激素，要是過多的話，具有刺激性的它將導致前列腺增生，造成一些泌尿系統疾病。有些人可能會問：「為什麼男生身體裡面要有雌激素？這些性激素合成是怎麼來的？」其實是從膽固醇所慢慢合成下來的，再移到精子裡面轉變成男性荷爾蒙，它本來就存在於我們身體裡面，只是現在因為外來的環境荷爾蒙的數量太多，又稱為「雌激素優勢」，導致停留在男性體內比較久的時候，進而刺激前列腺。

許多人的體內都有雌激素過多的問題，很大原因在於清潔劑、洗髮精和塑膠品的毒害，裡頭蘊含許多環境荷爾蒙，造成現在的女童越來越性早熟，月經提早，近期就有一名兩歲女童竟然初經來潮，經尿液檢出塑化劑含量過高。此外骨板也會提早密合而長不高，男生的發育也會受到影響，導致男童女性化現象。

不只是孩童，如果成年男性的雌激素過多的話，可能發生女乳症，一般擔心產生癌變，會提供雌激素的抑制劑，但是不太會給睪固酮增生的藥劑，同樣地，若是男性雌激素（睪固酮）過多的時候，也會提高前列腺癌的風險。

因此，通常會評估患者代謝之後的數值，維持兩者平衡的狀態，才是健康之道。

多發性卵巢囊腫（PCOS）X戴著珍珠項鍊的女孩

● 門診個案——三十歲已婚女性

她的卵巢上有很多顆未成熟的卵子，因為沒有一顆卵子可以發展完整，所以圍著卵巢繞成一圈，小小顆聚集在旁，像個戴著珍珠項鍊的少女，稱之為「多發性卵巢囊腫」。

關於雌激素跟黃體素比例，一般正常希望是一比一，但是她的黃體素比較不足，所以造成卵子無法發育完全，在照超音波顯影之下，就可以看到這種情景。

◐ 治療面向——矯正失調，恢復正常代謝

一般會造成多發性卵巢囊腫，有很大原因在於代謝出問題，有點類似代謝症候群，加上體內的男性荷爾蒙過高，甚至造成多毛症、身材微胖，也因為卵巢功能異常的關係，結婚一段時間的她，一直沒辦法正常受孕。

過去臨床上，遇到代謝功能出狀況，就會開立糖尿病的藥物，卻無法改善荷爾蒙失調的問題。

這幾年門診觀察下來，發現這些患者並非都有著嚴重的肥胖問題，有可能在於荷爾蒙失調。

於是，我採用整合醫療的方式，找到根源，解決最核心的問題，針對胰島素抗性的部分，提供葫蘆瓜子、黃連等，幫助控制；針對雌激素的部分，進行荷爾蒙矯正和代謝平衡，避免身體走向癌化路徑，回歸正常值。後來，再過一陣子她就順利懷孕了。

免疫系統病變——當身體第一道防線失守

一般來講，免疫功能良好，就代表不會經常感冒生病，免疫力的提升，意謂著身體將遠離疾病威脅，處於健康狀態。

當外來病菌入侵到身體，導致發炎等過敏現象，正是免疫系統啓動防禦機制，提供保護作用。因此，免疫系統對我們來說，可說是身體抵抗外來侵略者的第一道防線。

過敏，對抗外來入侵的機制

總體而言，過敏是一個好的現象，因為有外來的物質入侵到我們身體裡面去，所產生的一種自然的自我保護反應，只是有時候保護太過頭了，使我們產生一些不舒服的症狀，最常見的就是全身起紅疹，或是身體發癢。

有些人吃了不乾淨的海鮮後，引發整個嘴巴紅腫，如果仔細把這些部位進行切片或檢查的話，會發現有很多免疫細胞在裡頭浸潤，其實就是身體在自我保護的一種表徵，然而過度保護，反而衍伸出其他問題。

剛剛提到起紅疹或嘴巴腫起來，這些顯而易見的突發性徵狀，屬於「急性過敏」。最常見的過敏食物，有奶蛋類、花生、小麥、海鮮等，很多人喝牛奶會拉肚子、吃花生誘發氣喘，可能就是一種過敏反應。

另一種「慢性過敏」，症狀並非立即顯現或不明顯，可能在四十八小時後才出現，因此又稱為「延遲性的過敏反應」。由於發作時間太晚顯現，使得我們難去連結兩天前吃了什麼，才造成兩天後的過敏症狀。

比方說，一個人可能對小麥有慢性過敏，當下吃了一塊麵包，兩天後覺得頭痛、渾身不對勁，卻很難聯想到頭痛是因為麵包所引發，造成身體慢性發炎，導致後續心血管疾病、糖尿病、阿茲海默症等疾病，所以慢性過敏更是一個需要重視的課題。

目前坊間有針對「急性過敏」和「慢性過敏」的檢測方式，抽血分析哪些蛋白質會產生免疫反應，這些檢驗報告作為一個參考，雖然症狀並非無藥可醫，卻沒辦法釐清報告的正確性，由於各個實驗室所設的參數值不同、標準不一，然而就我的觀點來看，了解體內產生免疫物質的程度，藉此判斷是否對某種食物過敏，這份報告仍可作為參考之用。

此外，仍可使用「排除飲食」，以自己為實驗對象，免疫科醫師會告知病人：「回家後開始紀錄自己的飲食內容！」譬如說今天吃了五種食物，接著觀察兩天後會不會覺得頭痛或是不舒服，然後先把其中一樣最有可能引發過敏的食品拿掉，例如頭號嫌疑的小麥類食物，避開這類食物的攝取，再接著繼續吃三、四天，觀察身體狀況有沒有好轉。

由於此方法施行起來有其難度，一來要完全避開某種食材，二來實行上必須間隔數天，還要自己詳列飲食紀錄，但仍不失為一種自我嘗試。

健康問診室

嚴重發燒會燒壞腦子嗎？

當我們生病感冒時，大多會出現發燒現象，過程中讓人感覺到極度不舒服，產生疲勞、無力、嗜睡等徵狀。

但是，適度的發燒是體內正在對抗外來細菌的正常現象，白血球在對抗外來細菌時，所產生的一種反應。

歐美國家面對小朋友發燒時，通常不會吃一些藥物讓他們降溫，父母頂多用一些物理性的降溫方式，比如說躺冰枕或毛巾冰敷，讓小朋友覺得舒服一點。正因為他們的家醫科醫師認為這是一種自然反應，不需要特別服用退燒藥或施打抗生素；反觀台灣，其實有點藥物濫用了，不管是坊間的小兒科或是診所，醫生動不動就開退燒藥或抗生素，甚至是類固醇，這在歐美國家，並不是很常見的現象。

健康問診室

嚴重發燒會燒壞腦子嗎？

通常大家會有一個很大的迷思，認為發燒過頭會燒壞腦袋，或是傷害眼睛、耳朵等？其實是不會的！但有些小朋友在發燒之後，會發生癲癇的情況，我們稱之為「熱痙攣」，大多和體質與基因有關。

當發燒到某一程度時，有些小朋友產生痙攣現象，下次發燒時，再積極幫他降溫就可以了，其實也不用過度擔心。一般說發燒過久會燒壞腦子，更是一個錯誤觀念。正確來說，會產生讓腦子壞掉的「發燒」，可能是腦膜炎，因為細菌入侵到人體的腦袋而產生發炎現象，嚴重程度造成腦部遭到破壞，只是這時候通常伴隨著發燒，所以大家才會覺得是不是因為發燒，造成腦袋壞掉。

回過頭來說，其實發燒本身對身體來說，反而是一件好事。

延遲性過敏反應X身體的慢性發炎

門診個案——十七歲高中男生

這位高中生從國中時期就是滿臉痘痘，而且長個不停，一般去皮膚科求診，大多認為是青少年內分泌過於旺盛，醫生會開的外用藥不外乎兩種，一種是抗組織胺的藥膏，減緩病人的搔癢症狀，另外一種就是類固醇，主要功效是降低身體的發炎反應。

如果只是外用藥，擦局部皮膚還沒有關係，只是外擦沒有效果的話，醫生會轉而從身體內去抑制免疫系統，開口服用的類固醇給病人，只是吃到身體裡面的類固醇，有時候會造成一些副作用，造成身體脂肪重塑，把某個部位的脂肪移到另一個部位重新再組織，例如轉移到臉上變成「月亮臉」，轉移到肩膀成了厚實的「水牛肩」，或是累積在腹部。

再者，因為有些類固醇是壓抑免疫系統為主，吃久了也會造成身體免疫功能失調，變成容易感染的體質，因為免疫系統整個被類固醇壓制住了，反而更不好。

治療面向——找出過敏原，修補腸漏

以這個高中生案例，不只長滿痘痘，整個過敏嚴重到在他手上寫個字，皮膚就會馬上腫起來，於是我先幫他做個過敏檢測，找出過敏原的來源，發現不論急慢性過敏都相當嚴重，而且對大多數肉類過敏。

我請他在飲食上先避開絕大部分的肉類，狀況有慢慢轉好，再者開始進行修復，搭配 4R 腸道修復的營養醫學，主要用益生菌幫病人重新修補腸胃道。大約三個月之後，這些過敏現象就慢慢改善。

現今環境的關係，許多人都有一些過敏現象，特別是小朋友或青少年，好發過敏性的青春痘之外，像兒童氣喘、過動症、自閉症都與慢性過敏有關聯。

研究指出，食用人工色素過多的糖果會影響到孩童腦部的發展，嚴重導致孩童出現過動現象。

過敏性鼻炎X難以根治的小毛病

◐門診個案──幼童及大人

一般而言，對於幼童或大人都好發的免疫系統症狀，過敏性鼻炎或氣喘最為常見，也較難以根治。

以過敏性鼻炎來說，就是早上起床一直打噴嚏、揉鼻子、鼻塞，有時候連眼睛旁邊都會發癢，以傳統西醫的療法，大致上會開立抗組織胺的藥物。

就目前的瞭解，抗組織胺屬於一種蠻安全的藥物，但分為長效跟短效兩種，就認知上，會覺得短效性的抗組織胺對於鼻炎（如流鼻水）比較有效，但是短效的副作用使人感到昏昏沉沉，甚至嗜睡，有些人對藥物反應較強的話，可能整天就沒辦法工作了。

因此，遇到感冒的病患，醫生通常都開這一類，同時要病人多睡多休息；至於長效型的抗組織胺，臨床上認為對治鼻炎的效果較差，但對於一些皮膚病、皮膚搔癢的症狀減緩消除，反而比較有效。

只是單就針對鼻炎的話，一般覺得短效型的抗組織胺效果較好，但缺點就是它會造成病人嗜睡，特別是有些人對藥物反應較強的話，整天可能就沒辦法工作。

◐ 治療面向——遠離刺激物，改善腸胃道

如果要治療鼻炎，醫生會開鼻噴劑或血管收縮劑，由於鼻塞是鼻腔內的血管擴張，造成病人覺得鼻子脹脹的，因此血管一收縮的時候，鼻子就通了，連帶消除鼻塞症狀。

因此，一般的治療方法，就是請病人長期吃抗組織胺藥物。只是血管收縮劑用久了，有一派認為會造成鼻黏膜變薄，進而容易流鼻血，加上有些鼻收縮劑裡面添加類固醇，局部噴久將造成一些副作用。有些眼藥水添加類固醇，也是取決於抗發炎效果。

有些人因為長了鼻息肉導致鼻炎，但是鼻息肉去除後，是否就能解決鼻塞或鼻炎的症狀呢？鼻息肉可能只是其中一個原因，但是很多人即使本身沒有鼻息肉，仍有過敏性鼻炎的困擾。所以，醫生也只能建議病人盡量避免吸冷空氣、花粉，或是二手菸、三手菸，避免所有會刺激到鼻子的狀況。

若以整合醫學或營養療法的話，則先從找尋過敏原下手，抽血檢測確認病人的過敏來源，再進一步檢視腸胃道的健全程度，同樣執行4R步驟，從腸胃道著手，一段時間後，慢慢能看到改善。

氣喘X處於瀕死邊緣的痚呴

◐門診個案——過敏孩童與成人

氣喘分為孩童與成人兩種，症狀大多是呼吸困難，發出咻咻叫的聲音，台語叫「痚呴（he-ku）」。

當病人遇到一些刺激來源，造成病人氣管的免疫細胞過度活化之後，造成氣管整個收縮起來，進而發出咻咻叫的聲音。當嚴重氣喘時，氣管整個收縮起來的時候，病人會完全沒辦法呼吸，氣沒辦法通過，嚴重還會造成死亡。

對於氣喘的治療方法，是給予病人吸氣管擴張劑，裡面含有藥物成分，一般醫生開立兩種藥，一種是保養藥（長效類固醇＋氣管擴張劑）給病人作為平日使用，通常一天吸一次或兩次，並依氣喘的嚴重程度而定；另一種則是救急藥，為了因應氣喘突然發作，可以立即作用在氣管上，讓病人的氣管立刻擴張。

目前台灣患有氣喘的人數逐年上升中，特別是小朋友呼吸系統尚未發展完全，兒童氣喘的人數頗高，而且成人氣喘的病患也不少，可能因為小時候就患有氣喘，一直到長大成人都有此疾。

由於氣喘發作主因，是免疫細胞在氣管附近作用，如果病患是孩童的話，免疫細胞並不會完全地攻擊自身氣管，造成氣管產生一些病變（組織上的變化），只是有時候免疫細胞攻擊久了，會使氣管本身縮得更小。

因此，建議早期治療，避免免疫細胞那麼早就攻擊自身氣管，造成結構上的變化，導致之後難再扭轉回來。

◓治療面向——採取升階治療，改善腸胃道

基本上，氣喘治療的一般療法，還是用藥物控制的狀況，不要讓發炎細胞再去攻擊病人的氣管，造成結構上的變化。大致採取所謂的「升階治療」，如階梯式一步步往上。

當平常狀況穩定的時候，只在偶爾發作，醫生會立常備的短效藥，讓病人因應突發狀況；如果氣喘症狀漸趨嚴重的時候，則開白三烯酸抑制劑，因為白三烯酸會造成氣管收縮的免疫反應，抑制住白三烯酸，讓它不要去作用，使氣管可以正常擴張；再更嚴重的話，醫生會開立一種用吸的保養藥物，由病人每天使用，裡面成分包含類固醇與氣管擴張劑，這種氣管擴張劑是長效型，可以維持氣管整日正常擴張；最嚴重的狀況，可能就要口服類固醇，取代吸入性類固醇，還要隨時攜帶一種緊急用藥，以備突發性的發作。

如果以整合醫學、營養療法的話，會認為氣喘問題和免疫系統有關，也就是腸胃道出現狀況。正因人體最大的免疫器官在腸胃道，如果腸胃道不佳，代表免疫系統也會跟著不好，因此想要改善免疫系統，建議從改善腸胃道環境的源頭做起。

但以目前傳統醫學療法，並沒有辦法以服用藥物讓免疫系統變好，這也是一個有趣的現象，沒有任何一種藥物可以提升人體的免疫力，但是卻有一堆藥用來抑制免疫系統！

以氣喘而言，也是免疫系統過於旺盛的活動，只好用藥壓制免疫細胞的活化。自體免疫疾病也是如此，免疫系統一直旺盛的活動，自體免疫系統一直產生抗體，進而攻擊身體內的其他組織與器官，傳統的醫學沒有任何藥物可以調節免疫系統，只能採取壓制的方式處理，但是有時候物極必反，強制把免疫系統壓下來的話，可能衍生更多的問題。

健康問診室

為何改善腸胃道，就能反轉過敏症狀？

腸胃道是人體的第一道防線，腸胃道黏膜下面藏有一個人體最大的免疫組織——培氏斑塊（Peyer's patches），所謂的「病從口入」，當我們吃了一些不好或髒東西的時候，這個免疫系統「培氏斑塊」就會把這些外來侵略者「殺掉」，做到守護的工作。

以一座城堡來講，腸胃道就像一道城門，幫我們擋住外來的侵略者，如果城門被攻破了，皇宮可能很快就會陷入危機之中，腸胃道之所以重要，在於它擁有人體中最大的免疫組織「培氏斑塊」。

不過，當腸胃道功能不健全的時候，就無法正常發揮功效，這些不好的東西就通過淋巴系統跑到血液循環之中，進而流竄全身，在身體最弱的地方，就會開始顯現出病徵。

中醫觀點認為人體健康的關鍵，在於「脾」跟「腎」，其實這個「脾」指的就是腸胃道，如同我們常常聽到「開脾」意指「開胃」；而中醫的「腎」指的正是內分泌系統。因此，互為印證之下，腸胃道則是調節免疫系統的健康關鍵。

自體免疫疾病大流行——人類第三大疾病和死亡原因

根據美國醫學研究調查報告，自體免疫疾病已經躍升為人類第三大疾病和死亡原因，僅次於心臟病和癌症。

目前已知至少有將近一百多種自體免疫疾病，有時候人體出現很多症狀，但是並不瞭解自己是哪一種自體免疫疾病，現今有所謂的「自體免疫光譜（The Autoimmune Spectrum）」（參考《自體免疫自救解方：反轉發炎，改善腸躁、排除身體毒素的革命性療法》作者：艾米．邁爾斯 Amy Myers，編譯：歐瀚文醫師，博思智庫出版，二〇一七年），可藉此瞭解自己的免疫系統是否走向失調，或是早已暴露在自體免疫疾病的風險之中。

◐ 看到黑影就開槍？

「何謂自體免疫疾病？」簡單來說，它是身體之中的免疫系統產生一些抗體，就一般認知，抗體是對抗身體外來不好的東西，但是自體免疫疾病是指這些抗體沒有緣由的，開始攻擊自己身體之中健康的組織，例如攻擊眼睛，就產生自體免疫疾病的虹膜炎、葡萄膜炎等；攻擊甲狀腺，引發葛瑞夫茲氏症（甲狀腺亢進）、橋本氏甲狀腺炎（甲狀腺低下）；攻擊皮膚黏膜，產生紅斑性狼瘡有所謂的蝴蝶斑；攻擊肝臟，導致自體免疫肝炎；攻擊肺臟，引致自體免疫肺炎、自體免疫的呼吸道疾病；再者，這些抗體可能亂跑，跑去攻擊關節，引起類風濕性關節炎、僵直性脊椎炎等。

以上這麼多種的自體免疫疾病，最重要的根本原因在於免疫系統產生了抗體，進而攻擊人體中各個不同的組織、器官。

過去醫學界持續研究，為什麼免疫系統會產生抗體攻擊自身正常細胞，很多學說都嘗試解釋這個現象，有一說是所謂的「分子模仿效應」，一些環境物質或是細菌感染，免疫系統產生的抗體要攻擊這些吃進人體內的不乾淨食物或細菌的時候，由於這些蛋白質序列長得跟我們身體組織有一點類似，照理說，人體產生抗體是要去攻擊那些細菌、不乾淨的食物等，但是疲於奔命的免疫系統可能太累了，一直應付外來的侵略，久了之後變成「看到黑影就開槍」，於是只要相像就發動攻擊。

◓ 沒有確切原因的病症？

因此，目前一些風濕免疫科醫生的觀念認為，外在環境其實是一個很重要的原因，過多的化學物質、環境荷爾蒙進入人體，激發了一些免疫反應，產生抗體開始攻擊這些跟外來化學物質類似的那些健康組織與器官。

近五十年以來，自體免疫疾病大概以倍數在成長中，但是就人體基因演化而言，照理說都不可能在短短時間內，就造成這麼大的轉變。

所以，目前的風濕免疫科醫師都在談論「自體免疫的大流行」，自體免疫好像不是傳統醫學所想像的，只是單純「基因變異」的問題，「環境」極有可能也是一個造成自體免疫疾病盛行的原因。因此，他們認為自體免疫疾病應該屬於一種「流行病」，而非傳統的基因疾病，僅有少數人會罹患，滿街上已經越來越多自體免疫疾病的患者了。

「我們要如何得知自己有沒有自體免疫疾病呢？」其實自體免疫疾病有一點像是「垃圾桶」的概念，比如說有些人的肝功能指數莫名地狂升，確診為慢性肝炎，醫生一般猜測他是否為B型、C型、D型肝炎，但是檢驗過後發現全部都沒有；再檢查是否有沒有寄生蟲感染等，結果也不是；再猜測是不是結石問題，做了膽道鏡、超音波、電腦斷層等檢查，也沒有結石阻塞問題。

當醫生替病人做了很多檢查之後，就是查不出肝臟為何莫名其妙的發炎，體內的發炎指數仍居高不下，只發現身體內有免疫細胞正在攻擊病人的肝臟，造成肝功能指數偏高，只好把病人歸類為「自體免疫疾病」患者，因為找不到一個正確的原因。

◐ 自身免疫系統產生抗體所害？

或是病人沒來由地關節疼痛，醫生一般會先排除是不是退化性痛風、退化性關節炎，或是照X光檢查，是否為外傷、撞擊所造成的關節疼痛，結果發現都不是。

當醫生進一步檢查，發現病人的關節被自體免疫細胞攻擊，就會把他歸類為「類風濕性關節炎」。

「如何得知病人被免疫細胞攻擊呢？」照X光的時候，看到病人的骨頭被侵蝕了；或是免疫細胞攻擊膝蓋，導致病人關節腫起來，裡面有一些液體，當我們抽取液體出來做顯微鏡觀察，發現裡頭正在發炎，全是滿滿的白血球，可能就是免疫細胞浸潤在此持續攻擊病人的膝關節，造成疼痛和不適。

但是，我們查不出這些抗體從何而來，唯一能確認的是導致這種疼痛狀況，都是因為自身免疫系統產生抗體所害。

◓ 小感冒，竟變成嚴重肺炎？

自體免疫疾病，意指不管什麼疾病都是由免疫系統產生抗體，去攻擊人體其他的健康組織或器官所導致，依目前而言，風濕免疫科對於這些自體免疫疾病的療法，最簡單的做法就是把病人的免疫系統壓抑下來。

因此，一般傳統醫學處理自體免疫疾病的方式，就是使用類固醇、免疫抑制劑和生物製劑等，把病人過度旺盛的免疫系統壓制住，把整個免疫系統關起來，免疫系統就沒辦法分泌白血球等免疫細胞，而造成一些作用。

但是，這裡頭有個很大的缺點，當我們把整個免疫系統關起來的時候，身體需要免疫功能的時候，就完全沒辦法發揮效用，導致很多病人在吃類固醇的同時，可能衍生因為免疫力低下所造成的困擾，例如容易感染、好發皰疹等，也許別人罹患感冒只是咳嗽，對自體免疫疾病的病人來說，就變成嚴重的肺炎。

當類固醇藥物都無法將症狀壓下來的時候，病人會吃到第二線用藥，例如「生物製劑」，甚至第三線的藥物，如單株抗體。人體有很多抗體，單株抗體會直接結合這些抗體，等於說不管病人身體有哪些抗體，好或壞全部都會結合在一塊，讓抗體完全不起反應。乍聽之下會覺得效果很好，但是它和類固醇的狀況相同，等於變相把免疫系統全部關掉，等到免疫系統該反應或需要反應時，它又不反應，因而造成其他嚴重後果。

◐ 自體免疫疾病，領取重大傷病卡的第三名

因此，可以清楚發現，面對自體免疫疾病的時候，一般作法就是把免疫系統關掉，雖然可以改善免疫系統的狀況，但是當身體需要免疫力的時候，相對地，它也完全沒辦法發揮作用，即使只是關掉一半的免疫系統，只要有攻擊身體的抗體跑出來，它仍舊會跑去攻擊身體的其他部分。

由於自體免疫疾病的治療非常棘手，甚至很難想像的是，先前台灣統計數據結果，自體

免疫疾病竟是領取重大傷病卡原因的第三名，例如病人因為自體免疫系統出了狀況，造成關節長久性的破壞與障礙，導致無法行走，只能長期吃藥控制的「慢性疾病」，跟糖尿病長期洗腎、精神疾病、中風、肢體殘障等重大傷病，甚至狀況嚴重如免疫系統壓抑過度的時候，一個小感冒也會併發成嚴重肺炎時，病人還得住院治療。

自體免疫疾病早期發病的時候，顯現的徵狀可能是容易過敏、易於疲勞、皮膚紅腫、消化不好等，即病人可能是處於「自體免疫光譜」上的某一個點，覺得這些只是小症狀而忽視了。但是，如果把這些小症狀計算之後總分偏高，就能發現自己已經漸漸走向自體免疫疾病的路上，之前卻渾然不知。

如果做這項「自體免疫光譜」的檢測，就會驚覺現代人都有一些自體免疫疾病的徵狀，差別至在於程度不一，因為身處工業化的社會，與飲食習慣中過多的加工類食品，導致身體多多少少都有著慢性發炎的狀態，只是程度嚴重與否的差異。

◐無毒生活，找回自身健康

因此，要如何減低自我罹患自體免疫疾病的風險呢？

重要的是，免疫系統的改善需以腸胃道做起，目前已有許多人倡導「無毒生活」，例如平常吃的食物盡量以有機食材為主，購買小農的有機蔬菜、產品，因為小農可能比較不會用到農藥的部分；再者是盡量減少使用塑料產品。

還有日前台灣已經禁止塑膠微粒的使用，甚至有一些知名廠牌，仍含有有毒化學物質在其中，也都慢慢被禁止使用，開始提倡沐浴乳、洗髮精、洗面乳、洗碗精等盡量採取天然成分，減低化學成分、環境荷爾蒙的殘留。

至於環境毒素的部分，由於台灣氣候潮濕，平日打掃、清潔家裡的時候，更需多加留意黴菌的清理，盡量保持環境的乾燥與整潔，遠離毒素危害。

紅斑性狼瘡X突發性的自體免疫疾病

◓門診個案——二十四歲年輕女大生

這位患者在大三（二十一歲）被確診為紅斑性狼瘡，基本用藥為一種生物製劑——奎寧。奎寧本身是抗瘧疾藥物，後來發現說對於紅斑性狼瘡和許多自體免疫具有療效，因此被當作前線用藥。

紅斑性狼瘡好發於年輕女性，常見徵狀有蝴蝶斑、嘴破、光敏感，這類自體免疫疾病大多不是經由傳染，以前大多認為是基因所造成，但近來研究認為是環境影響，以整合醫學的角度來看，則認為是飲食、腸胃道所造成的問題。

紅斑性狼瘡通常都是突發性的，就跟葛瑞夫茲氏症、橋本氏甲狀腺炎一樣，突然某一天就發作了，做了檢驗之後，才得知自己罹患了自體免疫疾病，然而在這之前可能已有很長一段時間的潛伏期，顯示病患已處在「自體免疫光譜」之上，只是渾然不覺，等到真的變成自體免疫疾病的時候，才會發現自己罹患了病症。

這個女生被診斷後，持續服用奎寧一年多，認為病情獲得改善了，就索性停藥，於是再度復發。

當她來到我的門診已是二十四歲，剛剛研究所畢業，希望尋求其他的替代醫療。

◐ 治療面向——遠離霉菌，修復破損腸黏膜

我一開始先幫她做一些免疫功能檢測，評估紅斑性狼瘡指標，例如抗核抗體（ANA），anti-SM 抗體，anti-dsDNA 抗體等，結果顯示為陽性，於是確定她是紅斑性狼瘡的患者。

照理說，下一步做法是再把「奎寧」的藥物開給她，再視服藥後的效果如何，如果奎寧可以改善她的狀況，就是繼續服用，但如果沒有效果的話，就可能必須再加一些類固醇藥物。

但是這個做法出現了一個盲點，我依舊開原先的「奎寧」給病患服用，只是壓制她的症狀，其實還是沒有辦法根治這個疾病，但是傳統療法就是如此，病患表達她不想吃藥，當時就是因為不想吃藥，她才會自行停藥也沒有回診，只是最近紅疹又復發了，才來求助於我。

於是，我提供這位病患另外一條路，從整合醫學的營養療法著手改善她的狀況，建議從改善腸胃道開始，進行食物過敏與腸道功能檢測，提醒她遠離過敏食物，避免刺激免疫系統，造成抗體釋放出來無故攻擊自身器官與身體組織。

同時請營養師協助調整飲食，再輔以4R修補腸黏膜破損和腸漏症。

不久之後，病患就自覺症狀改善很多，排便順暢了，指標檢測的結果也確實開始下降，但是免疫指標都還是偏高，顯示身體仍處在發炎狀態。於是，我認為她不單只是腸胃道的問題，猜測還有其他影響了她的身體。

因此，我再度往前回溯，更加深入瞭解過去的一些病史，後來才知道大三最初病發之前，那時在外租屋，住在一間沒有對外窗的發霉房間，持續住了一年才發病，確診為紅斑性狼瘡才搬離該處，於是懷疑可能跟房子有關，造成她有一些黴菌感染，透過檢測發現確實有黴菌感染現象。

此外又得知最近裝潢新家，接觸了大量油漆，從肝臟解毒的功能檢測，得知體內甲醛或揮發性化合物的指數偏高，代表可能真的受了這些毒素的影響，造成她的肝臟為了要排出這些有毒物質而負擔過重，肝臟解毒極需一些抗氧化物質，例如穀胱甘肽，可是她體內的穀胱甘肽偏低，所以幫她補充這個部分，加強肝臟解毒功能。

在改善腸胃道與肝臟解毒的雙管齊下，過了三個月之後，重新做了一次檢測，一些免疫指數竟然下降，甚至消失了，目前則處於穩定狀態。

健康問診室

白血球持續低下，會發生什麼事？

如果持續感染導致要吃免疫抑制劑時，容易造成體內白血球被壓制而無法反應，白血球如果低下的話，就無法做一些治療，身體也需要保持一定的白血球數量，才能對抗外在威脅，例如突發性的感冒，若沒有白血球的抵抗，很容易演變成嚴重情況。

因此，醫生都會密切監測白血球的數量，當這些生物製劑、類固醇吃得太多，把白血球數量壓到太低的時候，這時就會停藥，避免病人的身體沒辦法保護自己。

其實，癌症也可算是免疫系統失調的一種，一個外來物質，卻可以騙過免疫系統，使其失去作用，無法保護身體，於是採用化學製劑殺光身體裡面的所有細胞，包含癌症細胞和正常細胞，造成病人出現掉頭髮等副作用，最嚴重就是殺掉免疫細胞。當白血球低下，身體就失去了抵抗力。因此，不管是癌症病患或是自體免疫疾病患者，醫生同樣會監控體內白血球的數量，為了避免病人無法對抗感染。此時，醫生通常會施打「白血球生成素（G-CSF）」，達到白血球的提升，有才能進行接下來的治療。

08 排毒系統病變——身體淨化自癒的關鍵

身體裡的排毒器官，不外乎是肝臟、腎臟和腸道。經由肝臟代謝，再經由腎臟製成尿液排泄出去，或是由膽汁再到腸道，隨後形成糞便排出去。唯有排毒功能順暢，身體也才淨化和自癒。

重金屬累積X引發身體慢性中毒

針對排毒三大器官——肝臟、腎臟、腸道，如果其中一個功能失調的話，毒素就很可能累積在身體裡面。

比如說我們吃進肚子的眾多藥物，或是甲醛等化學溶劑，都是藉由肝臟解毒，常聽到的廣告詞說：「肝臟是沉默的器官！」它其實是名默默的清道夫，幫人體做著排毒工作。

再者，肝臟代謝完的東西，會經由尿液排出體外，所以當腎臟不好的時候，這些毒素無法透過尿液往外排，就會一直累積在體內，因而造成嚴重的問題。

回頭來說，身體怎麼會無緣無故中毒呢？是不是我們常在不經意中，就把毒和重金屬給吃進肚子裡？

一般可透過特殊儀器檢測體內的重金屬含量，體內的重金屬累積，大大影響人體的器官，因而導致身疾病產生，例如免疫系統失常、頭痛現象等。

最常見的金屬毒是汞，因為過去採用「銀粉」補牙，而造成慢性汞中毒；或者是很多台商回台健檢的時候，常發現鉛中毒現象，究其原因可能是汽車所排放的廢氣，汽油中含鉛，影響神經系統和消化系統的運作，造成腹瀉、貧血或肝病等。

環境荷爾蒙X生活中無所不在的毒

前幾年爆發塑化劑風暴，使得大家開始重視環境荷爾蒙，發現塑化劑會危害人體。

環境荷爾蒙，顧名思義就是化學物質，工業化社會的環境充斥著許多數不清的化學物，加上結構類似於人體荷爾蒙，當它進到人體的時候，會影響體內正常的荷爾蒙系統，導致女童過早初經來潮、男童女性化等。

以塑化劑來說，它會引發許多疾病，第一常見的就是乳癌，致病原因之一在於雌激素過多，刺激乳腺所造成的癌症病變；第二是子宮內膜癌，因為雌激素也會刺激人體子宮；第三則是男性攝護腺肥大，過去認為攝護腺病變跟睪固酮過高有關，認為是男性荷爾蒙的二氫睪固酮（DHT）過高，才造成攝護腺肥大，但近年來發現其實是跟雌激素比較有關。

電視新聞曾報導民眾過度飲用豆漿，造成體內雌激素過多，男性因而出現女乳症，這裡必須宣導一個概念，凡事物極必反，豆漿雖然是好物，還是不能過量。

因此不只是女性，男性也要留意雌激素過多的問題。

雌激素在人體內的刺激增生，其實是好現象，像是女性在懷孕的時候，需要乳腺增生；或是受精卵著床的時候，會刺激子宮內膜增生，胚胎才能順利著床並長成完整個體，因此照理說，雌激素有利於人體。

但是，當雌激素增生過多，亦即「雌激素佔優勢」時，就很容易造成癌化，特別是這種環境荷爾蒙所造成的狀況，需要用黃體素將之平衡。由於雌激素和黃體素互為對立，只是常見的黃體素都是化學合成，並不建議長期使用。

通常建議病人做雌激素的代謝檢測，瞭解自己體內是否有過多的雌激素，檢視病人雌激素的代謝比例是否平衡，如果狀況不好，有雌激素佔優勢的情況，就要進行調整，避免罹癌風險。

停經女性服用的大豆異黃酮，結構與雌激素也很類似，因此藉此補充改善盜汗等等更年期症狀，但是劑量不宜過多，也不宜持續超過一年，否則也可能導致乳癌等病變。

因此，採用整合醫學，透過科學化的檢測，重視人體排毒功能的好壞，講求維持病人排毒系統與腸胃道的健全，訴求讓體內的排毒順暢運行，否則等到出現問題的時候，都是已經形成病變的狀態，此時再做排毒功能的加強，那就有些為時已晚了。

能量系統病變——身體中的發電機大罷工

身體中每個細胞裡面都有粒線體，它是產生能量的主要來源，我們不管吃了油脂、澱粉、蛋白質，進到體內後會被消化，最後都會進到細胞之中，經過粒線體產生各種能量出來，讓每個細胞可以生存下去。然而，當發電機發生罷工現象，身體自然出現當機……

慢性疲勞，長期壓力累積成未爆彈

當人處在壓力源的時候，身體裡面的荷爾蒙會有所變化，例如身在危急的火災現場，有人竟然可以自力搬出一台冰箱，就是體內的壓力荷爾蒙在作用，分泌腎上腺素、正腎上腺素，使人呈現有力、亢奮的狀態，而不感到疲累。

但是長期以往之後，腎上腺沒辦法負荷，壓力荷爾蒙反而會下降，甚至不夠，導致皮質醇上升，皮質醇如同類固醇，適當的類固醇可以抗發炎，但是長期之下，使人產生「月亮臉」、「水牛肩」，於是整個人就發胖變形了。

因此，有些人怎麼減肥都減不下來的時候，可能就是長期壓力所致，究其原因正是慢型疲勞症，經過檢測可以發現到皮質醇代謝異常，而且通常會累積在腹部。

有人說：「我手腳都還好，可是肚子一直變大，慢慢變大！」或是：「我都吃很少，也有做運動，還是瘦不下來，反而越來越胖，到底是為什麼？」由於運動對身體來說，也是一種壓力，所以這一類人才會越來越胖，怎麼也減瘦下來。

慢性疲勞症和內分泌也有關係，皮質醇大致分為三期，第一期是偏高，人在急性壓力的時候，皮質醇用以抗壓荷爾蒙，藉由上升對抗外來壓力，但是當我們長期處於極大壓力的情況下，腎上腺便會匱乏；到第二期的時候，皮質醇開始下降；到了第三期的時候，皮質醇曲線會整個變成平的；進入第四期，當皮質醇完全沒有的時候，導致腎上腺危機，可能有生命危險，必須緊急送醫。

現代人的工作與生活壓力大大，疲勞可說是常見現象，可是慢性疲勞症患者必須留意到以下幾點，作為自我評估：

- 早上才剛睡醒，就處於嗜睡的狀態！
- 有嗜甜現象，覺得甜食才會維持身體的活力。
- 怎麼睡都覺得睡不飽，甚至有失眠的狀況。
- 腹部脂肪開始累積，瘦不下來。
- 每天早上都要喝一杯咖啡，時間久了，可能連下午都得喝一杯咖啡，體力才撐得下去！

第一期慢性疲勞症的常見症狀，有覺得很疲累、咖啡成癮、嗜糖、嗜甜、腹部脂肪累積等，這些屬於初期症狀；到了第二期、第三期的時候，則出現自律神經失調，包括心悸，拉肚子、便秘、腸燥症、雙手顫抖、全身冒冷汗、莫名的顫抖、容易興奮等，甚至有時候覺得快要昏倒。

這些症狀可以說普遍性出現在身上，像是早期症狀，有些人怎麼休息都無法恢復體力，怎麼也睡不飽，但是一般到門診，醫生通常只會建議病人多休息，或是補充維生素B群，並沒有做進一步的檢測和處理，錯失了治療時機。

腎上腺疲勞（Adrenal Fatigue）自我評估

□ 容易體重上升，尤其是腰圍增加，不易減重。
□ 常得到流行性感冒及呼吸道疾病，發病時間比過去久。
□ 性慾降低。
□ 當從臥姿站立時，有頭重腳輕的現象。
□ 記憶力降低，思想混濁。
□ 早晨以及下午三至五點時，感到缺乏活力。
□ 用餐後，短暫的覺得有活力。
□ 需要咖啡或是提神物，來作為一天的起始，
□ 無明顯原因的上後背部或頸部疼痛。
□ 容易呆滯。
□ 減少處理壓力的能力與擔當。
□ 體溫失常，經常有手腳冰冷，但臉部卻感覺熱，容易熱潮紅。
□ 無法解釋的頭髮脫落。
□ 容易在遇到壓力時焦慮。
□ 多重過敏現象，如氣喘、蕁麻疹、皮膚紅疹、濕疹、食物過敏。
□ 經前症候群更加明顯。
□ 經期紊亂。

慢性疲勞症候群X無以名狀的身心疲憊

◐門診個案一——三十幾歲男性上班族

「我這一年來變得好胖，胖了大概快十公斤！」這位男性開始勵行減重計劃，每週到三次健身房，控制食量，早餐只喝豆漿，配上一顆蛋，中午只吃一點食物，完全不碰澱粉類，結果還是瘦不下來，反而越減越肥，只好來到我的門診。

我幫他做了一部分檢查，發現他的血糖與脂質代謝有狀況，身體中某些酵素不夠，營養素數值偏低，也有血脂肪異常，雖然吃得很少，三酸甘油酯比較低，膽固醇卻偏高，血糖雖然是九十幾，胰島素已經是十五，等於進入糖尿病前期，又是一般所稱的「代謝症候群」。

◐治療面向——矯正身心代謝平衡系統

後來，我開始一一詢問細節，從個人生活型態、睡眠狀況如何、運動量、平常吃什麼、怎麼吃、壓力來源等，進而調整他的生活型態。

由於他的運動量足夠，建議盡量不要熬夜，在飲食上放寬心，避免過度極端，加上小孩剛出生沒多久，可能每天忙於照顧而睡不飽，家庭壓力頗大，再者是工作剛升主管，工時緊湊又繁忙。

最主要的問題，在於心理層面的影響，所以我幫他做了代謝系統的調整，矯正代謝與疲勞，降低膽固醇、血糖、內分泌血糖等數值，同時輔以營養醫學，補充紅麴、菸鹼酸（即維他命B_3）、魚油控制膽固醇。

後來，他的指數慢慢恢復正常，壓力減低了，心情也變得比較愉悅。

◐ 門診個案二——三十六歲男性職業棒球員

有個棒球員自覺在球季中表現不佳，認為是否年紀比較大了，揮棒速度變慢，有時候眼睛看得到，可是動作無法跟上，練習也容易感到疲累，於是希望做一些檢測。

由於之前曾到醫院的運動醫學門診就診，發現不是運動傷害的因素，甚至連心理醫師都看過，發現壓力確實比較大，承受著球團和球迷的期待。

◐ 治療面向——提升抗氧化能力

檢測結果，發現是慢性疲勞症，此外還有重金屬累積的情況，可能出於長期服用中藥，體內汞含量偏高，有汞中毒的現象。

此外，他的皮質醇過低、腸道功能不佳，加上檸檬酸循環、抗氧化能力、肝臟解毒的功能都不好，特別是他自覺練習容易疲累，所以先從改善慢性疲勞著手。

於是，我要他喝補氣茶，服用維生命B群提升抗氧化能力，矯正腸胃道狀況，大概半年之後，狀態改善許多，在下個球季開始時，發揮了往日的水準。

◐門診個案三——三十二歲女性上班族

有人假日睡了十多個小時，還是覺得疲累？平日上班的時候，跟上司講話到一半，竟然就莫名地睡著了？咖啡從一天喝兩杯，增加到三杯還是疲憊，覺得咖啡對她根本沒有用，整天都想吃甜食，最近開始覺得變胖，尤其是腹部變胖，褲子穿不下，身體四肢都還好，一般聽到這種描述，我會直覺已經是慢性疲勞症的患者。

一般醫學也談慢性疲勞症，但是治療方法大多請病人多休息，盡量減輕生活壓力。若是整合醫學的話，則會請病人先做口水測試，檢測體內皮質醇的含量，皮質醇一天會有四個點，分別是早上醒來的半小時之後、中午吃飯前、晚上吃飯前跟睡前。

透過檢測這四個時間點的皮質醇，進而瞭解病人體內皮質醇的濃度到那裡，正常來說會呈現一個完美的圖形，因為通常早上要做事情，壓力就來了，由於要讓人體對抗外來的壓力，因此開始分泌，之後才會慢慢降下來，到睡前還會有一個小高峰，然後到早上起床的時候，又有一個小高峰（如圖示）。

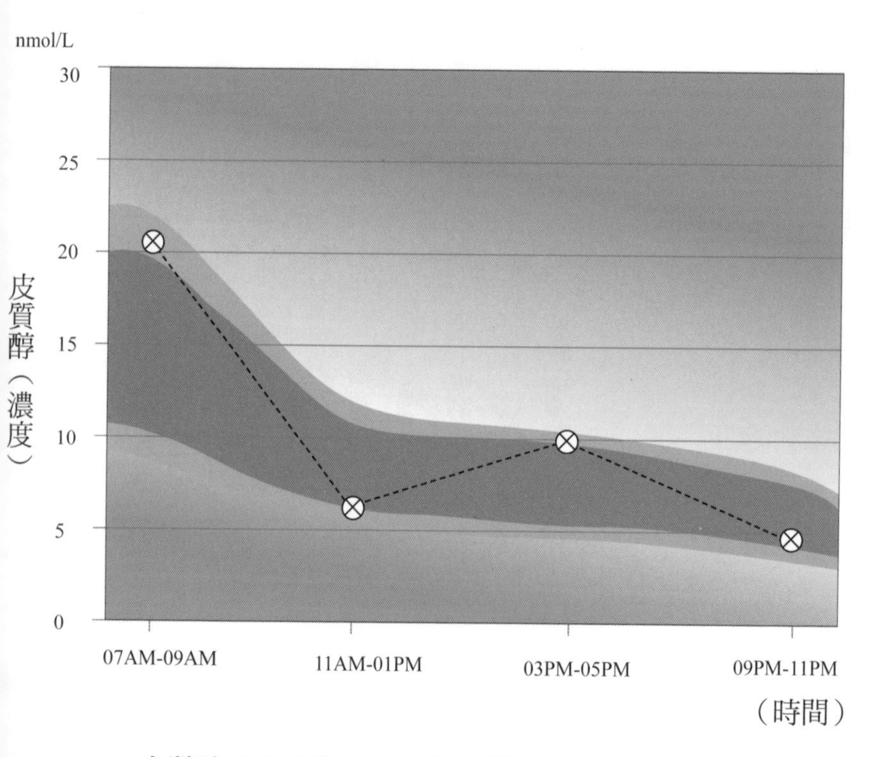

皮質醇分泌（濃度依晝夜時間變化）關係曲線圖

這位上班族女性來我的門診，從口水測試中，發現她的皮質醇顯示整條線幾乎都是平的，一般會有高高低低的曲線，她的皮質醇則完全不足，甚至是沒有，表示她已經到慢性疲勞症的後期階段了。

於是，我需要提高她的皮質醇數量，但還不到用注射方式，因為採用注射皮質醇的手段，通常已經屬於危及生命的階段。

◓治療面向——補氣，同時進行正念減壓

我大致上分成兩個部分，第一個面向在提高病患的皮質醇，其實一些中藥，譬如說人參、黃耆、枸杞等，它就有提升皮質醇的功效，於是我請她到中藥店買補氣茶包，白天泡著喝，從補氣下手，進而改善症狀。

第二個面向是從粒線體功能的提升著手，因為補氣需要一段時間，沒那麼立即性，但是病患已經影響到工作狀態，早上就會睡著，於是我開立維生素B群，不過有些人會對B群過敏，就可以直接補充輔酶。另外，還提供一些硫辛酸，促進粒線體的代謝功能。

再者，評估病人的腸胃道，由於她的消化功能本身就有問題，進而也影響了能量的產生，於是從腸胃道改善病人的狀況，並且加強她抗氧化能力，補充穀胱甘肽、薑黃、花椰菜、大蒜、維他命C等萃取物。

透過多面向的補充，大概過了一個月之後，再請病人做慢性疲勞的檢測問卷，她就覺得症狀有比較改善了，但是工作壓力其實一直都存在，於是我建議病人做一些瑜珈、運動等適當抒壓。

此外，就是練習「正念減壓」，請她每天靜閉雙眼冥想五分鐘，從頭、眼睛慢慢開始放空，再往下到其他器官。大概花了半年的時間，她已經恢復到正常的曲線。

健康問診室

常打哈欠，就是身體在缺氧？

慢性疲勞症的另一個影響因素是抽菸，長期抽菸會導致慢性阻塞性肺疾病或肺氣腫。吸菸者的身體含氧量都不太足夠，當含氧量不夠的時候，就會有一些呼吸道問題，因此，一般會鼓勵病人戒菸。

回過頭來說，為什麼有些人會感到疲累？其實就是氧氣不夠，使得電子傳遞鏈無法順利作用。

因此，身體中含氧量不夠的時候，就有可能常常會感到疲勞。例如，身處密閉空間裡面會打哈欠，正是缺氧現象，而腦部缺氧的一個反應就是打哈欠。

阿茲海默症X無法逆轉的失智問題

◐門診個案——六、七十歲中老年人

根據統計，人活到八十歲的時候，罹患失智症的機率將近百分之五十，過去總認為失智症是自然老化的現象，人老了之後就容易開始失智，之前研究指出人體中若帶有「脫輔基蛋白質E4的基因（Apolipoprotein E4, ApoE4）」基因，就可能提高罹患失智症的機率，Apo-E主要功能是抗氧化，由於抗氧化能力比較差，因此懷疑失智症跟抗氧化之間有關聯性。

此外，抗氧化能力低下跟身體的發炎反應也有關係，數據發現某些失智症患者都有慢性發炎狀況，如果把造成發炎的狀況解除的話，失智症的進展就會暫停，因此有一說認為發炎是罹患失智症的原因，提升抗氧化有助於改善失智症。還有一說是透過實驗研究，發現在失智症患者身上的粒線體活性降低，無法提供足夠的能量給大腦，只是目前並無任何儀器可以檢測人體的粒線體功能。

至於類澱粉是病人本身基因所導致的，一直到產生類澱粉的狀況，就只能從基因檢測去得知。

針對阿茲海默症，重點放在預防，一般建議年輕人與中年人做好三高、內分泌、糖尿病的管控和留意，同時強化自身的代謝功能，從多面向的預防盡量降低罹患失智症的可能性。

◐治療面向——預防勝於治療

從上述可以發現罹患失智症的原因非常之多，沒有一套完整的理論，也沒有真正能治療失智症的方法。

因此，只能從罹患失智症的原因著手，例如降低中風的機率，保持血管暢通，平常要做好血壓控制，可以吃所謂的血管暢通劑，例如低劑量的阿斯匹靈等，減少血栓的形成，保護心臟與大腦。

不過這類藥物通常是做次級預防使用，比如病人曾經有過中風或心肌梗塞的病史，醫生才會開立這種藥物給病人，平常一般健康的人去醫院或診所，醫生並不會開這類藥物作為預防用藥。

再者，三高控制不好，也會造成中風或心血管疾病，進一步造成失智症；或者是因為血壓太高造成血管爆掉的出血性中風。因此，若是中風所引發的失智症，三高都必須控制得宜，這是平常可做的預防動作。

另外，當體內的發炎指數越高的時候，也會提高失智症的罹患機率，甚至更進一步發現，失智症患者體內的發炎狀況獲得解除時，失智症的進展也會隨之暫停，因此有一說認為吃魚油可以預防失智，其實就是抗發炎的角度出發。至於類澱粉的部分，目前沒有任何方法可以減少它的產生，甚至連手術都沒辦法處理，失智症的病人也無法用手術去做任何的治療。除此之外，腦震盪回復也是比較困難的一點，只能從事故預防去著手。

再講回粒線體，要活化大腦的粒線體可從代謝途徑順暢與否來談起，目前主流醫學比較少談及這部分，功能醫學比較有多所著墨，因為功能醫學可以檢測人體的檸檬酸循環是否順暢，以及體內的抗氧化能力是否足夠，從這個部分去進一步探討，當我們吃完某些澱粉類或油脂類之後，進到檸檬酸循環之後，它是否運作順暢，有無缺乏哪些維生素，若無法運作的話，我們可從外部做體內的補充，例如抗氧化能力不足的時候，可以用穀胱甘肽來做補充。

當體內抗氧化能力不好，電子傳遞鏈運作不順暢的時候，就會產生一個叫「自由基」的東西，自由基會攻擊人體的大腦，或甚至攻擊其他組織都有可能，因此提升抗氧化能力很重要，盡量減少自由基的產生。抗氧化的食物包含了富含維他命C的食物，如深綠色蔬菜、花椰菜、大蒜、青蔥、薑等，還有一些富含多酚類的食物，像是綠茶、薑黃等，都是很不錯的食材選擇。

失智症是無法逆轉的疾病，大部分都只能控制，減緩失智症的進展，失智症病人來到一般的醫學門診或整合醫學門診，我們的終極目標都是讓病人的狀況不要再惡化下去，以一般醫學來講，能做的地方不多，大多是諮詢的功能，跟病人聊天，檢視病況的嚴重程度；以整合醫學的角度來講的話，就是減緩失智症病人的進展，讓他盡量維持現況，從增進病人抗氧化能力著手，減緩惡化的速度，將病情控制住。

但是失智症幾乎是不可逆轉之疾，因此對於失智症，一般提倡預防勝於治療，可以事先做基因檢測，檢視是否有失智症傾向的可能性，若檢測結果發現有Apo-E的話，就建議要及早做預防，特別是Apo-E4是高風險的族群，幾乎百分之百。

健康問診室

什麼是粒線體？和失智又有什麼關係？

粒線體最主要的功用是能量的來源，產生能量有一個很重要行為是氧化還原反應，氧化還原反應跟抗氧化能力很有關係，它取決於體內的抗氧化能力，粒線體裡面有一個東西叫電子傳遞鏈，加入氫之後會產生一些能量。

在粒線體裡面會產生一個東西叫ATP，等同是人體內的能量單位，譬如說我們吃進了澱粉或是油脂，進到粒線體之後，它會產生ATP出來，經由生化代謝反應，第一個生化代謝反應是檸檬酸循環（Tricarboxylic acid cycle；TCP cycle），又稱三羧酸循環，三羧酸循環會產生乙醯輔酶A，乙醯輔酶A進到電子傳遞鏈之後，裡面可能需要一些氫氣、氧氣、維生素等，所以我們常說補充維生素B群等於補充能量，因為維生素B群是電子傳遞鏈所需要的酵素之一，這些必備的東西進到電子傳遞鏈裡面之後，氫開始會產生一些離子，這些離子開始在裡面移動，移動的過程中，就會在這一條鏈上產生ATP，一個檸檬酸循環正常會產

健康問診室

什麼是粒線體？和失智又有什麼關係？

生三十六個 ATP，如果活性不好，產生的速度就會比較緩慢，並且讓身體走向無氧代謝，產生過多的乳酸。

現在很多研究發現失智症可能跟粒線體異常有關，抗氧化能力也不足，加上身體中有慢性發炎的反應，再者，糖尿病的人也比較容易罹患失智症，因為發現糖尿病很容易跟大腦內一些蛋白質進行醣化反應，沉積之後會破壞腦部。

由於造成失智症的原因有很多，類澱粉也被認為是導致失智症的原因之一，還有中風病人腦部通常有局部壞死的狀況，也較容易罹患失智症，有些人一旦中風之後就失智了，我們稱之為「血管性失智症」。近年來還有一個理論認為，腦震盪過後的大腦，可能是車禍等因素受過外力撞擊，也是造成失智症的重要原因之一。

10 肌肉骨骼系統病變——支撐生活的根本開始瓦解

針對骨質疏鬆症的判斷，一般醫院會請病人做骨質密度測試，瞭解病人是否有骨質疏鬆的狀況。

假使有的話，會請病人補充鈣片，大部分為磷酸鈣劑型，但是一定要是維他命D加上鈣質，兩者協同作用的劑型，才能使鈣質更為人體所吸收。

骨質疏鬆症Ｘ如流沙般往下的骨密度

● 門診個案——中年停經女性

一般來說，骨質疏鬆症沒有明顯症狀，如果顯現症狀的時候，大多是狀況很嚴重的時候，例如走路走到一半突然骨折，稱之為「病理性的骨折」。

藉由照攝X光，可以看出骨頭呈現比較透明，顏色不是很深，因而得知是骨質密度不夠所導致的骨折，此時的骨質疏鬆症通常都已經是很嚴重的狀態，要花很久時間才能有所改善。

這類患者要開刀也很麻煩，因為骨質相當疏鬆，通常會幫病人裝設鋼釘，但是因為骨質密度不夠，很容易碎掉，因此要非常小心。

治療面向——維持荷爾蒙正常值

最好的方式是及早預防，骨質疏鬆症好發於女性，因為女性在更年期之後，有助骨頭生長的女性荷爾蒙下降，失去了保護作用，加上男女有別，男性的骨質密度本身比較緻密，所以男性的骨質疏鬆症患者不如女性多。

平日可以補充鈣片加維他命D，並且定期做骨密度測試的追蹤，如果偏低的話，更是要服用補充鈣片加維他命D的劑型。

如果以營養療法來講的話，會直接補充病人的女性荷爾蒙，即補充雌激素，因為女性更年期之後，女性荷爾蒙持續下降，但是身體裡面照理來說要維持正常值，唯有調整回正常值，病人才能保持正常的生活品質，但是雌激素不能過多，否則會有癌症病變的風險，這部份需由醫師仔細評估。

帕金森氏症X當世界開始天搖地裂

◓門診個案——中老年族群

關於帕金森氏症，就目前的瞭解，就是黑質在大腦的中腦位置，分泌的多巴胺不足所導致，多巴胺主要是神經傳導，提供姿勢維持、正常走路等行動。

目前帕金森氏症好發於哪個族群也沒有定論，現以老年人確診病例較多，目前能得知的原因就是大腦內的黑質退化，導致無法分泌足夠的多巴胺，至於何種原因造成黑質退化猶未可知，所以無法進行預防，只能等出現症狀，確診是帕金森氏症的時候，再提供治療。

帕金森氏症最明顯的症狀是手抖、走路小碎步、平衡感喪失，因為多巴胺不足的時候，導致人在控制大肌肉走路的時候，平衡感出現問題，因而出現小碎步才能順利轉向的現象，但一般人被發現有帕金森氏症，大多是出現手抖症狀。

◓治療面向——抗氧化，預防未解之症

主流治療方法就是增加多巴胺，直接補充多巴胺；另一個方式是抑制多巴胺的代謝，提供抑制代謝的酵素，減緩多巴胺的代謝速度，進而保留現有的多巴胺數量種。

就整合醫學來講，很少處理這類的多巴胺疾病，因為多巴胺在目前來講，仍舊是一個未解之謎。但是有一些研究認為帕金森氏症其實和抗發炎、抗氧化有關聯，就是過多的自由基，進而破壞了大腦黑質。

之前有一個很有趣的實驗，一位七十歲的功能醫學醫師在帕金森氏症病人的身上，打了大劑量的穀胱甘肽，但是不到致命危險，過了一分鐘之後，病人講話突然就變清晰許多，然後可以很順利的走過去又走回來，其實就是利用它跟抗氧化、自由基有關係的原理，所進行

的一個實驗測試，透過大劑量的穀胱甘肽補充，增進病人的抗氧化能力。

目前認為帕金森氏症或是失智症，有一部分是因為過多的自由基破壞腦中組織，注射大量的抗氧化劑，可以減緩自由基所造成之衝擊。

帕金森氏症症狀嚴重之後，其實也是血管性失智的一種類型，因為多巴胺缺少破壞了腦部，病人在久而久之就無法正常行動，最後必須長期臥床，更會有一些副作用連帶產生，生活沒辦法自理。

目前的醫學發展，癌症於早期發現尚不會有致命危險，慢性病也都可以有藥物控制，唯有失智症和帕金森氏症在目前來講，仍是未解之病，需要有人長期照護。

就醫學的角度來看，也只能想辦法預防，因為不管是主流醫學、抗衰老醫學、整合醫學等，採取療法都以預防為主。

僵直性脊椎炎X免疫細胞的異常攻擊

◑門診個案——三十五歲醫療行政人員

這位患者是位中國人，我在大陸看診的時候遇到他，他不想長期復用類固醇，於是前來尋求其他改善方式。透過照攝X光已經可以看見「竹節狀脊椎」（Bamboo Spine），脊椎中的這部分結構改變了，已屬無法逆轉的狀況。

◐ 治療面向——改善腸胃道，保持身體活動量

但是就功整合醫學的療法進行，我以自體免疫疾病的方式來處理，先從改善腸胃道開始，進行4R腸道修復的營養醫學的療程，他到治療後期完全不需要再吃那些類固醇藥物，只需要吃益生菌，因為4R做完一陣子之後，後續就是保養和維持，病人也覺得早上起來，僵直性脊椎炎的疼痛狀況改善很多，幾乎都不會有僵硬或疼痛的感覺。

這種自體免疫異常引起的關節炎，像是僵直性脊椎炎或是類風濕性關節炎，它跟其他的自體免疫疾病一樣，在自體免疫光譜上面可能已經一陣子了之後，免疫細胞才開始攻擊那些關節，所以如果真的有發現自己在自體免疫光譜之列，而且比較接近右端的時候，可能就要提早注意自己的身體。

僵直性脊椎炎也是一種自體免疫疾病，統計顯示，大部分的自體免疫疾病以女性為多數，唯有僵直性脊椎炎以男性患者居多，像周杰倫就是僵直性脊椎炎的患者，它沒辦法預防，說發生就發生，主因為抗體主動攻擊腰椎跟薦椎的關節，所以感到背部很僵硬，有時候早上醒來、起身，只要稍微動一下就覺得背部疼痛、僵硬。

然而由於整個晚上身體沒有動作的緣故，通常只要活動一陣子之後，就會感到比較舒緩。如果一直不去處理或控制的話，免疫細胞會攻擊得越嚴重，可能演變成整天都是背部僵硬的狀態。因此，要盡量保持身體的活動量！

代謝自癒這樣吃

想要讓身體代謝正常，維持血糖平衡，建議選擇較為無油的烹調方式最為理想，平日盡量食用清淡低糖少油鹽的菜式，才是飲食的王道。

對於半數以上老是在外用餐，又不懂烹飪的外食族來說，點菜時不妨留意一下菜單所透漏的訊息，可進一步降低食用風險飲食的機會。

大致上來說，「蒸、凍、氽、燙、燉、煮、涮、醉、滾、烘、糟」是以較無油（非完全無油）的方式烹調最為理想；其次「拌、泡、焗、煨、風、醬、滷」雖多半是以少油方式製作，但必須留意調味醬汁（含糖、含鹽）的成分用量，就能吃得美味又健康！

烹調方式—蒸

食材放入蒸鍋中，採用水蒸熱力蒸熟食物，如清蒸、粉蒸、釀蒸。

蒸肉餅

食材\ 絞肉 100 克，香菇 1/2 朵，蛋 1 顆，醬油、薑末、米酒、糖適量、香油各適量。

做法\ 1、香菇泡軟，切成碎末備用。

2、將絞肉與調味料、碎香菇混合，並攪拌均勻。

3、混好的絞肉放入瓷碗中鋪平，中間壓一個凹槽。

4、將蛋打在凹槽中，放入電鍋蒸個 10 分鐘即可。

關鍵營養\ 香菇內的核酸類物質，可降低血清和肝臟中的膽固醇，防止動脈硬化及降血壓，但是普林含量相當高，腎臟病患或痛風患者不宜多食。

清蒸絲瓜

食材\ 絲瓜 1 條，橄欖油或香油少許，薑絲、鹽各適量。

做法\ 1、絲瓜去皮切片（約 0.5cm）， 擺在瓷盤（蒸盤）上，灑上少許鹽、鋪上薑絲、淋一點橄欖油或香油，再淋上 15cc 的水（避免燒焦）。

2、放入蒸鍋中，外鍋放一杯水蒸約 10 分鐘。

關鍵營養\ 絲瓜有豐富膳食纖維、熱量低，有助於腸道蠕動，夏季食用可幫助清熱消暑、降火氣；絲瓜中的皀甘，有止咳化痰作用，而體質虛寒或胃功能不佳者，則盡量少食，以免造成腸胃不適。

蒜蒸石斑

食材＼石斑魚排 1 份、魚下巴 1 份，薑片數片，蔥、鹽、香油各適量。

醬料：蒜泥（約 5~6 瓣），小辣椒 1 條，醬油、蠔油、糖、米酒各適量，白胡椒粉少許。

做法＼1、蔥、蒜、薑等清洗乾淨，將魚除去魚鱗、內臟，清洗乾淨後，備用。

2、切下菲利魚排與魚下巴。（或是購買時請魚販幫忙處理）

3、在魚排上劃上幾刀，均勻抹上鹽巴，蒸盤先鋪上薑片，再放上魚排與下巴。

4、炒鍋熱油，蒜泥爆香，陸續放入蔥白、辣椒等所有調味料。

5、將醬汁淋在魚上，蒸約 10 分鐘即可。

關鍵營養＼石斑魚富含 OMEGA-3 脂肪酸，可阻止血液凝結、減少血管收縮及降低三酸甘油酯等，其中 EPA 成分對心臟血管特別有益，可以防止血管硬化。

清蒸茭白筍

食材＼茭白筍 8 根，水 1 至 2 杯，沙拉醬等醬料各適量。

做法＼1、茭白筍帶殼洗淨，放 2 杯水蒸熟，放涼備用。

2、去殼切段，沾醬食用。

關鍵營養＼茭白筍富含水分、維生素與膳食纖維，有助於控制血壓與促進新陳代謝。

超簡單蒸蛋

食材\ 雞蛋 2 顆，水（比雞蛋多兩倍），柴魚、鹽、干貝、綠色青菜各少許。（也可以替換其他喜歡的配料）

做法\ 1、雞蛋加水，打散過篩後倒入蒸碗，備用。
2、配料洗淨切碎，備用。
3、蛋液加入配料混合均勻，蓋上瓷盤（要留孔隙以免太熱）放進電鍋中，蒸約 10 分鐘（一杯水量）。

關鍵營養\ 雞蛋含有蛋白質、脂肪、卵黃素、卵磷脂、維生素 A、維生素 B 群等營養素，能健腦益智，避免老年人智力衰退。

懷舊蒸地瓜

食材\ 黃地瓜或紅心地瓜數條。

做法\ 1、地瓜不用去皮，洗淨放入電鍋中。
2、電鍋放 1 杯水，蓋上蓋子蒸約 10 分鐘即可。
3、熱食或放涼或冰鎮後，即可食用。

關鍵營養\ 地瓜的升糖指數較低，並有豐富的維生素 A、鉀及 β-胡蘿蔔素，對於肌膚保養、抗氧化有很好的功效，含有豐富的鉀，能夠消除因爲缺乏鉀而引起的肌肉痙攣。

烹調方式—燙
滾水或滾油中放入食材，待至半熟撈出瀝乾後，再次回鍋。

川燙營養地瓜葉

食材＼地瓜葉 1 把，油蔥酥、蒜末、醬油各適量。

做法＼1、地瓜葉洗淨去掉硬梗。
2、鍋中放水煮滾，放入地瓜葉，加少許鹽悶煮約 5 分鐘。
3、起鍋瀝乾呈盤，拌入油蔥酥或沾醬油皆可。

關鍵營養＼地瓜葉富含胡蘿蔔素、維生素 A、C、菸鹼酸、鉀、鈣、鎂等營養成分，可以促進心臟、心血管健康，促進鈣的吸收和代謝。但是因爲含有胰島蛋白酵素抑制，最好不要生吃，否則容易消化不良，造成腸胃不適。

川燙鮮花枝

食材＼花枝數隻，芥末、醬油各適量。

做法＼1、花枝、香菜洗淨備用。
2、鍋中煮水，滾後放入花枝，蓋上蓋子關火。
3、約 30 秒後撈起瀝乾，即可沾醬食用。

關鍵營養＼花枝富含 EPA、DHA、維生素 E、牛磺酸，能減少血管壁內所累積的膽固醇、保護視力、預防老年痴呆症。

清燙秋葵

食材\ 秋葵約 15~20 支，醬油少許，蒜末適量。

做法\ 1、秋葵洗淨備用，蒜末與醬油拌勻。
2、水煮滾後放入秋葵，煮約十分鐘後撈起瀝乾，即可沾醬食用。

關鍵營養\ 秋葵含有水溶性纖維，可以降血壓、幫助消化、吃了會有飽足感，對預防大腸癌、控制體重皆有幫助。

沙茶魷魚燙

食材\ 發泡魷魚 4 隻，沙茶 4 匙（視口味調整），九層塔、烏醋、蒜末、米酒、醬油各適量，辣椒末少許或不加。

做法\ 1、發泡魷魚切大段，下鍋與九層塔一起燙熟，瀝乾備用。
2、將所有調味料拌勻，視口味加入辣椒、蒜末等調味。
3、將醬料與魷魚拌勻即可。

關鍵營養\ 魷魚的脂肪含量低，且富含不飽和脂肪酸 DHA、EPA 與牛磺酸，可以減少血管內壁上膽固醇的囤積。但是魷魚容易引發皮膚過敏，不適合過敏體質者食用。

涼拌洋蔥

食材＼洋蔥 1 顆，醬油 2 湯匙，香油 1 湯匙，醋半湯匙。

做法＼1、洋蔥洗淨，剝皮切半，泡在開水中可降低嗆辣程度。
2、洋蔥切絲至滾水中川燙撈起，放入冷水（冰水）冰鎮。
3、將調味料拌勻，放入洋蔥醃漬，冷藏約 30 分鐘即可。

關鍵營養＼洋蔥富含膳食纖維、維生素 A、C、鉀、鈣、鐵、多種硫化物等營養素。能降低內血糖與血脂，防止血栓和心冠狀動脈硬化，阻止骨骼再吸收過程避免鈣質流失，預防骨質疏鬆症。

清燙菠菜佐芝麻醬

食材＼菠菜 1 把（適量），無糖黑芝麻醬 3 大匙，日式柴魚醬油、味醂、味醂各適量。

做法＼1、菠菜洗淨去根，下鍋川燙後，撈起擠出多餘水分後，備用。
2、醬汁材料拌勻淋在菠菜上，即可食用。

關鍵營養＼菠菜含有豐富的維他命 C、胡蘿蔔素、蛋白質、礦物質、鈣、鐵等營養，具有補血、止血、延緩細胞老化與保護眼睛的作用。

烹調方式一**燉**
鍋中加滿水，調味後加以小火慢燉至熟爛。

超簡單奶油燉菜

食材\ 梅花肉 200 克（或其他喜歡的肉類），高麗菜約 1/8 顆，紅蘿蔔 20 克，黑木耳適量，甜豆適量，玉米筍兩根，奶油湯塊適量，鮮奶適量。

做法\ 1、紅蘿蔔、黑木耳切絲，高麗菜切一口大小，梅花肉切小塊（約一口大小）。

2、熱油，先將肉類炒到半熟。

3、除甜豆外，其他配料下鍋炒熟後加水（約 300~400c.c）將食材煮爛（程度依個人口味而定）。

4、關火，加入奶油湯塊攪拌至溶化，加入鮮奶、甜豆後開小火煮約 10 分鐘即可。

關鍵營養\ 高麗菜含有維生素 B 群、C、K、U、膳食纖維等營養素。可以促進胃的新陳代謝、黏膜修復、排便。但是消化功能不彰、脾胃虛寒或腹瀉的人最好少吃，以免不適。黑木耳富含蛋白質、維生素、纖維素與植物膠原。

青翠干貝燉飯

食材\ 菠菜 100 克，糙米 40 克，扇貝 8 顆，大蒜適量，奶油 10 克。

做法\ 1、菠菜洗淨後用調理機打成泥狀，糙米洗淨、扇貝川燙後放涼，大蒜切片備用。

2、奶油下鍋，將大蒜爆香，放入糙米加水（比例為 1：6），熬煮至軟爛（依個人口味而定）。

3、倒入菠菜泥煮滾，加入扇貝後煮至收汁即可。

關鍵營養\ 干貝有蛋白質、礦物質、鈣、磷、鐵等營養素，對於頭暈目眩、脾胃虛弱者有幫助。

紫玉燉肉

食材＼ 五花肉 250 克（若不喜歡肥肉可以換梅花肉），芋頭 1/2 顆，胡蘿蔔 1/2 根，洋蔥 1/2 顆，蔥、薑、蒜頭、醬油、米酒各適量。

做法＼ 1、五花肉、胡蘿蔔、洋蔥、芋頭切塊狀，蔥切段、薑切片、蒜頭拍碎備用。

2、熱鍋加油，加入肉煎至表面變色，加洋蔥和胡蘿蔔翻炒至洋蔥略軟，再加蔥段翻炒。

3、加水，讓芋頭放在最上面，大火煮滾後轉小火，加蓋煮 15 至 20 分鐘後拌一下，再續煮 5 至 10 分鐘。（待芋頭煮至軟爛）

關鍵營養＼ 芋頭含有蛋白質、醣類、膳食纖維、鉀、鎂、鈣、維生素 B_2、C 等營養素，能幫助血壓下降、利尿。但是芋頭裡的草酸鈣接觸到皮膚容易發癢，也容易導致脹氣，腸胃道消化功能較差者應避免攝取。

日式蘿蔔燉牛肉

食材＼ 牛肉 500 克，紅蘿蔔 1 條，高湯、鰹魚粉、蒜頭、薑片、海鹽各適量。

做法＼ 1、牛肉洗淨切大塊狀，紅蘿蔔削皮切大塊，備用。

2、取陶鍋放入所有食材，再加適量高湯、醬油、味醂等調味，熬煮一小時，待熟爛後即成。

關鍵營養＼ 牛肉含有豐富蛋白質、脂肪、維生素 A、維生素 B 群、鐵、鋅等營養素，有助滋養脾胃。胡蘿蔔富含 β- 胡蘿蔔素、維生素 B_1、B_2、C、D、E、K 及葉酸，有助身體抗氧化。

清燉牛腩筋湯

食材＼ 牛腩 100 克，牛筋 100 克，紅蘿蔔 1 條，大蔥 2 枝，蒜頭、薑片、花椒、八角、海鹽各適量。

做法＼ 1、牛腩、牛筋洗淨川燙，備用。

2、紅蘿蔔切塊狀，大蔥切段，備用。

3、取陶鍋加適量水，放入食材熬煮一小時，待熟爛後，調味即成。

關鍵營養＼ 牛肉含有豐富蛋白質、脂肪、維生素 A、維生素 B 群、鐵、鋅等營養素，有助滋養脾胃。胡蘿蔔富含 β- 胡蘿蔔素、維生素 B_1、B_2、C、D、E、K 及葉酸，有助身體抗氧化。

蔗香蘿蔔燉馬蹄

食材＼ 紅蘿蔔 50 克，荸薺（馬蹄）30 克，甘蔗 20 克。

做法＼ 1、甘蔗切段，紅蘿蔔和馬蹄切小塊，備用。

2、食材一同放入陶鍋，加適量水燉煮一小時，調味即成。

關鍵營養＼ 胡蘿蔔富含 β- 胡蘿蔔素、維生素 B_1、B_2、C、D、E、K 及葉酸，有助身體抗氧化。甘蔗有清熱之效，能解肺熱和腸胃熱，滋陰潤燥。將甘蔗配以具有清熱利尿作用的馬蹄，效果更佳。

烹調方式—煮
鍋中加適量水煮至熟爛，調味即成。

紅豆紫米粥

食材 \ 紫米 80 克、紅豆 50 克，紅糖適量。

做法 \ 1、紫米、紅豆各浸泡一夜，備用。
2、取陶鍋加適量水，放入所有食材，熬煮一小時待熟爛後，調味即成。

關鍵營養 \ 紫米又稱黑糯米，含有豐富的蛋白質、脂肪、賴氨酸、核黃素、硫黃素、葉酸、鐵、鋅等微量元素。紅豆富含維生素、礦物質、膳食纖維等，有助利水消腫、清熱解毒。

紅薯煮甜粥

食材 \ 紅豆 150 克，紅薯 200 克，梗米 50 克，冰糖適量。

做法 \ 1、紅豆洗淨浸泡兩小時，梗米洗淨，備用。
2、紅薯去皮切小塊，備用。
3、陶鍋中加入三百毫升水，再放入紅豆、大米。紅豆七分熟時加入紅薯塊，繼續煮約半小時，最後調入冰糖即可。

關鍵營養 \ 紅豆富含維生素、礦物質、膳食纖維等，有助利水消腫、清熱解毒。地瓜含豐富纖維質和維他命，能幫助排毒，調節血糖，寬腸通便，增強人體免疫力。

冬瓜排骨湯

食材\ 排骨 300 克，冬瓜 200 克，薑片、海鹽各適量。

做法\ 1、排骨洗淨川燙後，瀝乾備用。
2、冬瓜去皮切塊，備用。
3、取陶鍋加適量水，放入所有食材，熬煮一小時待熟爛後，調味即成。

關鍵營養\ 冬瓜富含維生素 C，有助抑制病毒和細菌的活性，同時利濕去風，消腫止渴，解暑化熱。

蘑菇馬鈴薯濃湯

食材\ 蘑菇 150 克，馬鈴薯 80 克，洋蔥半顆，高湯、鮮奶、海鹽適量。

做法\ 1、蘑菇洗淨，切成四等份，備用。
2、馬鈴薯切片先預蒸熟，洋蔥切片，備用。
3、起鍋冷油爆炒蒜丁，再放入洋蔥拌炒，陸續加入蘑菇和馬鈴薯片，滾沸後倒入適量高湯和鮮奶，待熟透即成。

關鍵營養\ 馬鈴薯被稱作「大地的蘋果」，含有豐富的維他命 C、鈣、蛋白質等。蘑菇含人體必需氨基酸、礦物質、維生素等，有助健脾開胃。

絲瓜麵線煮

食材＼絲瓜50克，金針菇30克，麵線40克，雞蛋1顆，海鹽適量。

做法＼1、洋先將雞蛋炒成蛋花（煎蛋），備用。
2、絲瓜去皮切小塊，金針菇洗淨，備用。
3、取陶鍋加適量水，放入絲瓜、金針菇熬煮，待熟透後，放入麵線和蛋花，最後調味即成。

關鍵營養＼絲瓜有豐富膳食纖維、熱量低，有助於腸道蠕動，夏季食用可幫助清熱消暑、降火氣；絲瓜中的皂甘，有止咳化痰作用，而體質虛寒或胃功能不佳者，則盡量少食，以免造成腸胃不適。

絲瓜煮鮮粥

食材＼粳米80克，絲瓜50克，瘦肉30克，蛤蜊20克，枸杞10克，薑、蔥、鹽各適量

做法＼1、絲瓜去皮切小塊，瘦肉洗淨川燙，備用。
2、取陶鍋加適量水，放入所有食材，熬煮一小時待熟爛後，調味即成。

關鍵營養＼粳米補中益氣，健脾和胃。絲瓜有豐富膳食纖維、熱量低，有助於腸道蠕動，清熱化痰，涼血解毒。

蘋果煮鮮魚

食材＼蘋果 4 顆（約 500 克），草魚一條（約 150 克），紅棗 15 克，生薑適量。

做法＼1、蘋果去皮去核切塊，紅棗洗淨去核，備用。
2、將魚煎至微黃，瀝油取出，備用。
3、將食材全放入陶鍋，加入適量水熬煮約兩小時，調味即成。

關鍵營養＼蘋果具生津、潤肺、開胃、止瀉的功效，且能預防眼袋生成。草魚暖胃和中、祛風治痹、益腸明目之效。

人參煮雞湯

食材＼人參 1 支，烏骨雞 1 隻，栗子 20 克，紅棗 10 克，海鹽適量。

做法＼1、烏骨雞洗淨除內臟，川燙後瀝乾，備用。
2、將栗子、紅棗和人參塞入雞體內。
3、取陶鍋加適量水，放入所有食材，熬煮一小時待熟爛後，調味即成。

關鍵營養＼雞肉含有蛋白質、維生素 A、維生素 B 群、鈣、磷、等營養素。蘑菇含人體必需氨基酸、礦物質、維生素等，有助健脾開胃。

鱔雞蛋湯

食材＼鱔魚1條（約200克），黃瓜50克，瘦肉50克，雞蛋兩顆，蔥、薑、胡椒粉、米酒、鹽各適量。

做法＼1、鱔魚川燙後切細絲，黃瓜和瘦肉切絲，備用。
2、雞蛋煎成蛋皮後切絲，備用。
3、起鍋放入蔥、薑爆香，加入適量水燒沸，依序放入瘦肉絲、鱔魚絲、黃瓜絲、蛋皮絲，熟透調味即成。

關鍵營養＼鱔魚含豐富的DHA和卵磷脂，是構成人體器官組織細胞膜的主要成分，同時有助補腦。雞蛋含有蛋白質、脂肪、卵黃素、卵磷脂、維生素A、維生素B群等營養素，能健腦益智，避免老年人智力衰退。

烹調方式—**滾**
食材放入滾水熱湯中煮熟。

味噌紫菜湯

食材＼紫菜80克，味噌30克，豆腐20克，柴魚粉、蔥各適量。

做法＼1、豆腐切小塊，蔥切末，備用。
2、取陶鍋加適量水，水滾後放入味噌，熬煮20分。
3、再陸續放入豆腐塊、紫菜，待熟爛後，撒上蔥花，調味即成。

關鍵營養＼紫菜清熱利水、補腎養心，適用於甲狀腺腫、水腫、慢性支氣管炎、咳嗽、腳氣、高血壓等。味增清熱生津、消食化滯、開胃健脾。

番茄蘿蔔豆腐煲

食材＼豆腐兩塊，黑木耳、豌豆、胡蘿蔔等各 20 克，番茄 80 克，蔥薑適量。

做法＼1、豆腐、番茄切塊，備用。

2、起鍋後，放入黑木耳、豌豆、胡蘿蔔先爆炒，再放入番茄和豆腐，加入適量清水，燜煮熟爛即成。

關鍵營養＼番茄富含茄紅素和 β—胡蘿蔔素，有助防癌和抗氧化。黑木耳富含蛋白質、維生素、纖維素與植物膠原，具有「食物中的阿司匹靈」之稱，可抑制血小板凝聚，保護血管，預防動脈硬化、心腦血管疾病。

杜仲滾豬腰

食材＼杜仲 30 克、豬腰 1 具，鹽、醬油各適量。

做法＼1、豬腰洗淨，和杜仲放入碗中調味。

2、隨後放入蒸鍋蒸熟，起鍋後只吃豬腰。（一週一回即可，四週作為一個療程。）

關鍵營養＼豬腰含有蛋白質，脂肪，鈣，磷，鐵等營養成分，有助解毒護肝，防止肝細胞受損（腎陽、肝腎不足者）。

Part 02

臨床營養學

血糖平衡不生病的日常排毒

許多疾病的開端，都源自於身體功能的衰退，想要提升排毒能力，維持功能順暢的基本元素，我們需要的其實是營養素，而非藥物！

就臨床營養學來看，不固定時間吃飯的人容易讓血糖高高低低，增加生理負擔，造成生理壓力而引發內分泌紊亂，使得身體上的大大小小問題接踵而至，因此一般人都應該遵守平衡血糖的飲食原則，才能遠離病痛和藥物的危害，真正享受不生病的生活！

維繫身體和環境的動態平衡

身體與環境，屬於一種相當複雜的動態平衡（dynamic balance）。
當身體與環境物質的互動失衡，日常飲食中的糖就成了傷害身體的毒。換言之，過多無法處理的脂肪就會形成「脂毒」，過多的蛋白質則成了「胺毒」。

健康，與環境息息相關

所謂的健康狀態，其實就是身體與環境之間互動後，所表現出來的結果，換言之，當你感覺不舒服的時候，就意味著兩種可能的情況發生：一是你的身體功能不如以往，無法正常適應原本的環境條件，像是老化、衰退、創傷之類；第二種狀況就是環境出現變化，而這個變化超過原本身體所能負荷的程度，像是流行病毒、工業汙染、氣候變遷、食物（細菌）中毒等。

這兩種狀況發生，當然也有著程度上的差異，輕則短暫不適，待身體磨練出更好的適應力時就能恢復；倘若嚴重的話，就會發生一些不可逆，或者無法只靠身體的自癒能力來恢復，然後逐漸惡化，這就是慢性病的發展。

身體與環境之間，屬於一種相當複雜的動態平衡（dynamic balance），而非單純一高一低的關係。畢竟身體是活的，是經歷長時間演化而存在的生命體，因此對於外來的變化刺激有一套自我防禦的方法，雖然不是真的百毒不侵，然而在一定的抵抗範圍內是無虞的，當然還要視每個人的免疫體質強弱而定。

身體無時無刻都在接受外來物質的供給，除了一般飲食、空氣之外，還包含任何形式、目的的接觸，像是保養品、化妝品、藥品、衛浴用品、清潔劑、容器、休閒用具、玩具、衣物等，無論是有心或無意，許多沒被意識到的物質會經由各種管道進入身體。

其中對身體有益的物質，會被加以保留利用，而對身體無益甚至有害的物質，則會儘快（代謝）處理後排出身體外。值得留意的是，更多我們認為有益或無害的東西，其實不見得都是安全無虞。

日常生活中的毒——糖毒、脂毒、胺毒

對身體來說，「毒」的定義是什麼呢？就是無助於身體功能的運作，還會損害原有的正常功能，即是「毒」，講得更清楚一點就是「太多」或「不必要」的吸收，也會形成一種有害的毒。

營養素是維持身體健康發展的必要元素，像是醣類、油脂與蛋白質等，可以說已經是眾所皆知，然而什麼又是「糖毒」、「脂毒」及「胺毒」呢？

這些所謂日常飲食的三大營養素，怎麼會成了毒？正如前面所描述的狀況，來自環境中的營養素，是透過飲食提供給身體的物質，適量的情況下是完全有益而無害的，然而當過量攝取，就變成有害而無益了。

糖份是身體主要的能量來源，是不可或缺的必要營養素，屬於日常飲食的一部分，在正常情況下，身體需求與糖份攝取達成平衡，自然可以健康無虞。

不過，以下兩種狀況會導致失衡發生：

第一，因為老化或其他不可抗拒之因素，使得身體利用糖份的功能衰退，於是開始無法適應原來的「用糖量」，多餘的醣不僅形成過多的脂肪造成肥胖，甚至是多到必須經由尿液排出體外，導致糖尿。

第二，由於從環境飲食中攝取到的糖份變多，身體原本可以將多攝取的糖量加以代謝處理，以控制維持合理的血糖量，但是長時間過度嗜甜的結果，「糖負荷」漸漸超過身體的代謝能力，於是隨著器質性的疲勞，導致日後發展成不可逆的損害，就成了「糖尿病」症候群。

因此，身體與環境物質的互動失衡，糖就成了傷害身體的毒。換言之，對身體來說，過多無法處理的脂肪就會形成「脂毒」，而過多的蛋白質負擔則成了「胺毒」。

許多疾病的開端，都源自於身體功能的衰退，想要提升排毒能力，維持功能順暢的基本元素，我們需要的其實是營養素，而非藥物！

不過還是要提醒，因應每個人體質和狀況的不同，在選擇食用任何保健品之前，最好還是先諮詢一下營養師或健康管理師，畢竟過猶不及對身體都是不好的。

不可不知的人體四大排毒系統

身體有許多防止有害毒素進入身體的方法，當環境毒素真的進入體內時，還有其他防禦系統會盡可能將它們排除或消滅，像是循環中的淋巴系統、轉化毒素的肝臟，以及可以過濾血液的腎臟。

當你明白「毒」的定義後，暫且先撇開這些「一刀兩刃」的問題，回頭來說說身體如何處理環境中的毒。身體有許多防止有害毒素進入身體的方法，包括阻隔外在環境的皮膚組織、過濾飲食物質的消化道系統、過濾空氣的呼吸系統，以及依附在各組織上的免疫系統，這些都具有在第一時間保護身體不被毒素侵入體內的功能。

然而百密總有一疏，當環境毒素真的進入體內時，還有其他防禦系統會盡可能將它們排除或消滅，像是循環中的淋巴系統、轉化毒素的肝臟，以及可以過濾血液的腎臟，這一套天然的解毒系統，用來抵禦並淨化入侵體內的毒素。

淋巴系統——毒殺並吞噬對正常細胞有害的物質

淋巴系統即是我們口中常說的「免疫力」，主要成員是一群狙殺細菌病毒的白血球組成，它們會毒殺並吞噬對正常細胞有害的物質。

◐ 提升淋巴排毒的營養素

許多提升免疫力的保健處方，像是南非醉茄、黃耆、靈芝、巴西蘑菇、紫錐花、西伯利亞人參、初乳蛋白、大蒜精、蜂王乳，還有常見的維他命C、維他命D、維他命E、礦物質鈣、鋅、鎂、硒，這些都是有助於提高淋巴球活性的營養來源。

肝臟——轉化毒素成無害物加以排除

肝臟的功能其實很多，它是一種消化器官，負責飲食中營養素的轉化利用，同時也要將其他脂溶性非營養素，或是毒素轉化成對身體無害的物質後，再加以排除。

假使肝臟功能欠佳的人，非但無法將毒素順利排除，同時也會造成營養不良的結果。

肝臟排毒主要分為兩個階段（phase），第一階段是將脂溶性的物質「降解」（degradation）成親水性較高的中間產物，以利於進行接下來第二階段的化學反應。第二階段則是將毒性更高的中間產物進行「接合」（conjugation），利用與其他化合物，像是胺基酸或有機硫的結合，轉化成無毒性的代謝物後，隨著膽汁及尿液經由腸道和腎臟排出體外。因此，肝臟功能好壞會直接決定你的排毒能力。

◐ 提升肝臟排毒的營養素

想要提升肝臟代謝毒素的功能，可參考一些營養保健處方，像是牛奶薊（milk thistle）、朝鮮薊（artichoke）、卵磷脂、日本山葵、薑黃素、白藜蘆醇、花椰菜芽、芝麻素、五味子，以及精胺酸、牛磺酸、甲硫胺酸、半胱胺酸、穀胱甘肽等胺基酸，還有維生素B群、抗氧化劑等。

腎臟——過濾血液、排除毒素廢物，維持體液酸鹼平衡

腎臟是過濾血液、排除毒素、廢物及維持體液酸鹼平衡的重要器官。事實上，一般針對保養腎臟的營養品似乎不多，甚至過多的保健品對腎臟來說，都可能是一種負擔。

因此，應該從飲食上多加留意，減少對身體容易造成負擔食物，平日應養成少精製糖、少鹽、少油炸、少人工添加物的飲食方式。

◖**提升腎臟排毒的營養素**

在營養保健品的選擇上得多留意，像是綜合維他命與其他礦物質補充品，是否有「加疊過量」的問題，並留意重金屬含量過高及汙染問題，選擇高蛋白補充品，避免過度使用或是選擇游離態（free form）的氨基酸形式較佳，這些都能降低對腎臟的傷害。

胃腸道——殺菌分解毒素，再排出體外

說到身體排毒，非得再次強調腸胃道的重要性。

除了將未吸收的食物殘渣排出身體之外，其實還包括體內大多數被代謝處理後的廢棄物，也是經由腸道來排出。意思就是說，若是腸道功能出現缺陷，所有毒素就會反覆在體內囤積，直到身體承受不住而爆發疾病。

如果用更簡單的話來說，就是千萬要維持排便順暢，否則百病將由此而生，一發不可收拾。

◖**提升腸胃道排毒的營養素**

市面上其實有蠻多腸道保健產品，先不深究那些有待考證的誇大廣告詞，其實只要同質性成分的產品不要過度濫用，基本上都能在慎選品質後，為腸道帶來助益。

建議使用的保健處方內容，包括可維持菌叢平衡的益生菌（含乳酸菌屬、比菲德

氏菌屬、機能酵母菌等多元菌株最好）、寡糖纖維素；可修復腸道結構的左旋麩醯胺酸（L-Glutamine）、魚蛋白（營養胜肽）；幫助排便的柑橘（蘋）果膠、洋車前籽種皮、蔬果纖維素；幫助吸附毒素的活性碳、葉綠素、紅甜菜、洋菜（菜燕）。

如果是吃飽後容易腹脹的朋友，隨餐可補充植物酵素（鳳梨酵素、木瓜酵素、奇異果酵素、營養酵母）幫助消化；胃酸過少的朋友，可使用甜菜鹼鹽酸鹽（Betaine HCl）補充不足的胃酸；容易胃反酸的朋友，則可在用餐前咀嚼一至二顆解甘草甜素甘草錠（DGL），就能有效獲得緩解。

重金屬汙染的螯合治療

重金屬的汙染治療是一門專業醫學，在醫學中心裡面，被歸屬於毒物專科醫師臨床上的專業，同時也有標準的處理方式。

一般大多採用化學螯合劑進行處理，螯合劑是一種較大型的分子，依照分子特性，可以和不同重金屬結合，像是鉗子一樣從兩端將重金屬夾住，如同螃蟹的鉗子，因此被稱為「螯合」。

健康問診室

受到重金屬汙染，是否有治療方式？

不同的重金屬，需由不同的螯合劑處理，所以治療之前的檢測和確認就相當重要。

以下列出目前經證實有效的螯合劑，包括：

- BAL（Dimercaprol）——砷（As）或汞（Hg）中毒
- CaEDTA 和 Na2EDTA——鉛（Pb）中毒
- Desferroxaime（DFO）——鐵（Fe）或鋁（Al）中毒
- DMPS（Dimaval，——汞（Hg）、銅（Cu）或砷（As）中毒
- D-Penicillamine——銅（Cu）中毒病
- Meso-DMSA（Chemet, Succimer）——鉛（Pb）、汞（Hg）或砷（As）中毒

整體而言，最常使用的螯合劑是 DMSA（口服）與 EDTA（注射），不過，ETDA 會加速鈣、鋅等微量金屬的排出，DMSA 則增加銅的排出，治療後需另行補充。

健康問診室

受到重金屬汙染，是否有治療方式？

治療期間，需藉由尿液檢測作為監控重金屬的排出情況，或是經由頭髮檢測追蹤身體蓄積量的變化。

其他輔助療法

重金屬的蓄積方式，通常是在細胞中與許多蛋白質進行結合，因此，除了螯合治療，也可以搭配其他輔助方式，幫助重金屬排出體外。

- 補充鋅、硒：藉由相互競爭或拮抗作用，將重金屬從原先的蛋白質結合當中取代出來，進而排出體外。
- 補充薑黃素：促使體內硫金屬蛋白（Thiometaloprotein）的製造，幫助重金屬加速代謝。
- 補充綠藻：綠藻會像海綿一樣吸附被釋放到腸道的毒性金屬。
- 補充抗氧化劑、硫化物：像是半胱胺酸、穀胱甘肽，以及維他命E、維生素C和E，可對抗自由基引起的病理，降低重金屬對身體的傷害。
- 靜脈注射礦物質和電解液：補充缺失，維持人體電解液平衡。
- 修復腸胃道功能：去除食物過敏原、補充消化酶和胃酸、修復腸道表皮。
- 皮膚排毒：皮膚是全身最大的器官，提供身體快速排毒的通路。

輕鬆對抗老化問題

從相同的年齡基礎來看，歲數跟老化並沒有絕對的關係。

換個說法，每個人關注自己健康的程度差異，會直接顯現在外型年輕或老化的狀態上，擅於保養身體，以及勤下功夫維持健康的人，一定老得比較慢，健康才是抗老防老的本質！

健康條件，影響老化程度

老化是天地萬物必經的過程，人類雖然貴為萬物之靈，也必須坦然接受這個千古不變的生物邏輯。

根據現代基因醫學的深度研究，科學家認為人類正常細胞的壽命，應該可以讓我們每個人都活到一百二十歲，然而這個結論並沒有帶給我們多大的驚喜，因為就目前來說，百歲以上的人並不罕見。

再者，幾乎大家都知道，活不過一百歲其實不關基因的事，而是現今所在環境很難讓人類無憂無患地活著。既然每個人存活的長度和品質有所差異，那麼肯定跟生活上所下的功夫深淺有關，才造成壽命長短不一的結果。

從相同的年齡基礎來看，歲數跟老化並沒有絕對的關係，換個說法，每個人關注自己健康的程度差異，會直接顯現在外型年輕或老化的狀態上，擅於保養身體，以及勤下功夫維持健康的人，一定老得比較慢！

觀察一下周遭那些同輩的親朋好友們，應該就能輕易比較出來，而且歲數越高，越是明顯，怎麼有些人還是看起來比較年輕，有些人則老得特別明顯。

決定這些外觀差異的部分，就是每個人的健康條件，年輕時可能不會有太大不同，隨著身體功能衰退的程度不一，導致健康狀況各異，使得外觀出現變化。

健康才是抗老防老的本質，並不是你在外表上動了多少手腳可以決定的，帶著一張價值昂貴的人皮面具，終究只是自我安慰的手段而已，想一想即使擁有年輕的外貌，卻拖著一副老態龍鍾的身體，這到底能為生活品質加分多少？這麼說明並非是要憤世嫉俗，而是要再次強調，莫忘抗老防老的實質目的——健康才是本體。

老化，是自由基造成細胞凋亡

當我們理解老化是身體功能衰退的表現結果時，那麼就該明白對抗老化是不會有什麼「萬靈丹」，畢竟老化不是單一件事情，而是多種健康問題合併的結果，想要擁有健康身體，需要多管齊下才能得到最好的效果。

那麼，我們經常在市面上聽到一些標榜「抗老」的產品，又是怎麼一回事呢？這裡先要換個角度來解釋身體「老化」這件事，有一種說法，身體在成長的過程中，會不斷地累積沒有被順利排除的毒素，其中包括「自由基」（free-radical）。

自由基是自然界中一種帶著不對稱電子的游離分子，這種不穩定的分子，為了得到安定，就必須抓取周遭其他分子的電子群，結果使得其他原本穩定的分子變得不穩定，甚至被破壞而失去正常的功能狀態。

天地萬物皆是由分子所構成，人體自然也不例外，細胞便是由分子所構成的基本生命單位。

人體是由平均三十七點二十五兆個細胞所組成，細胞再構成特定組織及器官來執行特定的功能。而這些細胞又有各自的能量製造單位以維持生命。換言之，有生命的細胞是身體還能活著的基礎。

當然每個細胞有一定的生命週期，然後不斷新生、凋亡，直到細胞核中的基因染色體無法再進行複製，而壽終正寢。對人類來說，一旦重要的器官細胞無法再新生而停止運作，那麼便會危及本身整體的生命。

細胞要如何維持它的生命？靠的是一連串的生化反應來產生能量，而反應的過程就會不時釋出各種自由基，也就是所謂的內源性氧化壓力（endogenous oxidative stress）。一般正常狀態下，這些自由基會很快地被身體自行合成的抗氧化酵素，或是飲食中的抗氧化營養素給中和，並且清除掉。然而少數沒被順利清除掉的自由基，就會開始破壞其他的正常細胞。當正常細胞被大量破壞，就會造成組織更新變慢，器官便更快衰退老化，人也就容易顯得衰老。

所以，糖吃多了，皺紋也會變多，糖尿病患正是因為高血糖讓自由基大量增加，導致身體功能也衰退得快。還有紫外線也會提高皮膚及視網膜的氧化壓力，而導致外表及視力老化損傷。

惡性循環加速老化，需額外補充抗氧化劑

身體內的抗氧化物會隨著健康狀態衰退而減少製造，跟著氧化壓力就越高。簡單來說，當人越老，對自由基的抵抗力就會越差，加上如果不積極保養，導致抵抗力持續下降，體內

自由基便累積越快，惡性循環之下，人就老化得越快。

因此，有人曾提出：「老化本身就是一種氧化反應。」所以主張增加體內抗氧化物的量，就能延緩老化，所以各位在市面上看到的抗老聖品，無非就是一些抗氧化劑，不是不能用，只是使用它們不過是預防一部分的老化機制而已，並非真的從此就能長生不老，無論吃什麼、用什麼，正確的觀念才是重要的。

就算不是真的長生不老藥，長期食用適量的抗氧化劑也是好的，當然可以選擇食用天然蔬菜水果，進而補充抗氧化營養素，也許是最好的方式。然而現實的狀況是，現代人以外食居多，多半很難大量食用蔬果，加上吃到的都是已經過度烹調及加工的食材，所含的抗氧化營養素多半早已所剩不多。

所以，建議額外選擇一些抗氧化保健品，作為日常保養，像是維他命中的維生素C、維生素P（生物類黃酮）、維生素E（Mix-form，天然混合型生育醇）、礦物質硒、鋅、銅、錳，以及類胡蘿蔔素中的β-胡蘿蔔素、葉黃素、茄紅素、蝦紅素、藻色素，植化素中的白藜蘆醇、乳香、薑黃素、槲皮素、前花青素（OPC），還有可誘導細胞製造抗氧化酵素（穀胱甘肽、SOD）的蘿蔔硫素（SGS）、花椰菜精（Glucoraphanin）。其他像是硫辛酸、輔酵素Q_{10}等，都是可以列入參考的抗氧化處方。

因此，若能提升體內抗氧化素，使細胞持續新生，自然就不會顯老。

找出肥胖的三大元凶

肥胖，是個非常複雜的健康問題，肥胖的原因大致上被歸類幾個方向：基因體質、飲食習慣和生活型態。先找出自己的肥胖類型，再選擇合理的減肥策略，如此方才比較容易成功。

從美觀角度來看，除了老化，最讓人在意的莫過於肥胖。

肥胖，原就是個非常複雜的健康問題，當然一定聽說過不少減重減肥的方法，但遺憾的是，從來沒有一種方法能適合每一個想解決肥胖問題的人。其實並不是這些方法不對或真的沒效，基本上能提出檯面上來講的療法，自然是有它的道理，至於效果為何沒有出現，大抵上是因為不知道自己為何而胖。

試想，當你感冒流鼻水的時候，卻選擇止咳藥來吃，然後怪這種藥不具療效，無法治好感冒症狀，這不是很尷尬的一件事嗎？

其實懂得幫人減肥的專家很多，我個人並沒有什麼獨到，或與眾不同的減肥秘方可以告訴大家，在此主要是想談談肥胖的類別。

肥胖的原因，大致上被歸類為幾個方向：基因體質、飲食和生活習慣。各位可以從中找出自己的類型，再去選擇合理的減肥策略，如此應該比較容易成功。

元凶一：基因體質

將問題推給基因，大概是最不負責任的說法了，也容易被拿來當成失敗的藉口。「有沒有人天生就容易胖呢？」不瞞你說，當然是有，但不全然是基因出了問題。

研究顯示父母親都是肥胖者，子女發生肥胖的機率為八成；若父母親當中有一位肥胖者，則機率為四成；至於父母親體重正常，其子女發生肥胖機率低於一成。看起來似乎明顯與遺傳有關，其實並不盡然。

在這些統計的對象中，其實只有不到兩成五的子女，帶有和父母一樣的肥胖基因，那這又是為何呢？

其實體質大多是被後天養成的，也就是生活型態造成。多數家庭肥胖的主要原因，來自於共同的飲食及生活習慣。這樣就不難理解了，子女從小跟隨父母的飲食模式，導致朝著相同的體質發展！

如果你懷疑自己的肥胖是來自肥胖父母的遺傳，所以必然減肥無效，請先別急著放棄自己，先回想及檢討家庭的飲食模式，然後重新規劃一下自己的生活型態，這種評估通常無法自己達成，建議可以找家庭醫師或營養師，來幫忙檢視比較準確。

醫師及營養師可以藉由一些功能醫學指標，透過四大評估重點，進而分析每個人的肥胖體質程度：

◓ 胰島素抗性

胰島素（insulin）是開啟身體細胞攝取血糖的鑰匙，健康的人在一定濃度的胰島素分泌之下，就能將血糖維持在正常的濃度範圍內。有少部分人的血液中有異常的高濃度胰島素，無論其血糖值是否正常，這群人就有所謂的「胰島素抗性」。

因為胰島素會提高體脂肪合成速率，所以胰島素抗性的人就屬於易胖體質，這類體質則需減少碳水化合物的攝取。

◓ 瘦體素抗性

瘦體素（leptin）是一種由脂肪細胞分泌的激素，作用是回饋調節身體脂肪的合成，簡單來說就是當脂肪細胞太多時，會藉由瘦體素抑制大腦食慾，以減少熱量及脂肪的攝取。

就如同胰島素抗性一般，有少部分人的大腦，對脂肪細胞分泌的瘦體素不夠敏感，因此無法經由瘦體素的作用，來減少對於飲食的慾望，於是欠缺節食的生理意識。這群人即是屬於瘦體素抗性體質，也是易胖體質的一種，因此這類體質的人需要降低油脂類飲食的比例。

◓ 基礎代謝率

基礎代謝率（BMR）指的是，一個人在平躺且完全放鬆（非睡眠）的靜止狀態下，身體維持基本生命活動所需要消耗的能量。簡單地說，就是在什麼都不做不想的情況下，身體所需要消耗的最低能量。

基礎代謝率低的人，平時所需要消耗的熱量較少，所以身體比較容易囤積脂肪，屬於易胖體質，那種呼吸喝水就會胖的人，指的就是這一類。這類體質的人可以借助日常規律運動，來提高基礎代謝率，同時補充高劑量維生素B群。

附帶說明一下，在這邊所說的基礎代謝率高低，所參照比較的是一般健康的人，如果是疾病引起的高低，則不在所謂「天生體質」的範圍內，例如甲狀腺功能疾病患者。

◓ 脂肪細胞數量

小時候胖不是胖，但小時候胖容易胖！

父母在哺育幼兒時，應該要留意幼兒的體重發展，避免因為過度餵食導致子女的肥胖體質。身體脂肪細胞在兒童時期的發展，主要是以增加「數量」為優先，成年後才是以「體積」的增加為主。

脂肪細胞容易縮小卻不容易減少，因此小時候如果胖，代表脂肪細胞數量較多，未來肥胖機率會高於他人，減重也較不易，復胖機率高，也就需要更嚴格的飲食控制及運動習慣，來加以調整。因此，建議這類體質的人，需要持續多方面阻絕各種致胖因子。

元凶二：飲食習慣

提到這個原因，肯定擊中不少人的要害。

食色性也，美食是生之所嚮，性之所往，有誰會不愛美食？

你是不是一個經常不假思索就吃東西的「享受家」？是不是很喜歡去每一家新開的餐廳一試究竟？是不是喜歡將飲食當成一種休閒？是不是喜歡將「有運動」當成需要多吃東西的理由？如果是，別懷疑，肥胖就是被你自己吃出來的！

肥胖的定義並不是以體重判定，而是身體的脂肪比例過高，當脂肪細胞合成速度大於分解速度時，體脂率就會越來越高，人就越來越胖。脂肪細胞的合成速率是受生理需求所調控，以脂肪存在的主要功能來說，它是身體儲存能量最理想的一種型式，儲存的位置主要是包覆在組織週邊（peripheral）上，可以保護身體及器官免於受意外撞擊的傷害。

既然是儲存，當然就是在「用剩」的情況下發生，身體活動的能量來自飲食，當飲食中的能量來源多過於活動所需的能量時，自然就會被轉換成脂肪保留下來，直到下次活動缺乏能量來源時，就可以拿出來燃燒利用。

所以，只要讓身體沒有多餘的燃料可以儲存，正常的情況下，就能降低身體的脂肪比例。先前流行的「防彈咖啡」，就是利用特定配方來誘導身體進入「飢餓狀態」，以燃燒大量體脂肪的一種減肥捷徑。

姑且不論這些特殊配方會不會有害，如果你並不想冒著健康風險去嘗試那些另類密技，那麼我要很認真地說：「少吃多動」，才是這類型肥胖最理想的根本策略。

如果你真的想瘦又不想復胖，那麼即使美食當前都必須要試著違反人性——勇敢拒絕，然後再懶，都要逼自己沒事就動起來，那麼，苗條又健康的外型將不是夢想！

健康問診室

何謂「防彈咖啡」？

「防彈咖啡」是由美國矽谷創業家戴夫・阿斯普萊（Dave Asprey）所發明，其靈感來自西藏傳統的酥油茶，製作方式是在無糖黑咖啡中加入無鹽奶油和（或）椰子油（中鏈脂肪）。

健康問診室

何謂「防彈咖啡」？

低醣飲食法，達到體脂肪燃燒

其實就是利用低醣飲食的方法，迫使身體在缺乏糖份可利用的情況下，只能轉而利用脂肪燃燒後產生的酮體，來取代糖類作為身體所需要的能量，藉此達到減肥的功效。

為了確實達到體脂肪被燃燒的目的，飲用防彈咖啡必須配合間隔斷食（飲用前禁食十二小時，飲用後禁食至少六小時），以及低糖飲食（<10%）才會有效。

此療法選擇在黑咖啡中加入無鹽奶油和椰子油的原因，除了黑咖啡含較多的咖啡因（兩百四十cc黑咖啡中，就含有一百毫克咖啡因），可以促進新陳代謝，提振精神之外，加入脂肪可以避免因低血糖及空腹造成的飢餓感。

此外，因為無鹽奶油才不會造成鈉攝取過高，再者牧草飼養的奶油，比起飼料飼養的奶油，營養成分會優質得多。

而椰子油含有的大量中鏈脂肪酸（MCT），可以直接進到肝臟轉化為能量，和一般長鏈脂肪酸有所不同，它比較不會堆積在血管中，導致心血管疾病的高風險。

如同臨床營養中的生酮飲食法，奶油及椰子油代謝後產生的酮體，可以通過腦血管障壁，直接供給腦部能量，減緩腦細胞退化，因此可以預防失智症或避免惡化。

健康問診室

何謂「防彈咖啡」？

糖代謝功能障礙者，不建議嘗試生酮飲食法

然而，糖類畢竟是一般正常身體所需要的營養素，它不僅僅只是單純做為提供身體能量來源，還是做為建構生理組織所需要的成分之一，因此長期缺乏醣類攝取的健康風險，其實是存在，甚至無法預期。

對於糖代謝功能障礙的人來說尤其如此，糖尿病患者本身對於糖份的利用能力已經不佳，若是再進行這一類生酮方式的飲食，恐怕會造成脫水、腎損傷，以及提高酮酸中毒的危險。因此，個人並不建議高血糖患者利用防彈咖啡減肥，或是刻意執行生酮飲食。

由於生酮飲食會增加尿酸的生成，因此痛風患者並不適合利用防彈咖啡這一類的減肥方式。

更不用說是孕婦和發育期的青少年、兒童，正值需要大量且均衡營養的重要時期，壓根不建議採用任何生酮飲食法。

一般健康成人在施行此種減肥方法後，若已經得到成效，就應該立即逐步調整回正常合理的飲食型態，千萬不可以將它做為長期維持身材的日常飲食方式（通常不可連續施行超過兩至三個月為宜）。

身體脂肪率參考標準

	男性	女性
18歲～30歲	14～20％	17～23％
30歲～69歲	17～23％	20～27％

元凶三：生活型態

這類型肥胖與飲食習慣一樣，是怪不得別人的結果，暫且不提吃太多、動太少這類老生常談的官方說法，其實還有些可能被人忽略的生活習慣，會讓自己即使吃得沒別人多、動得沒別人少，卻還是會比別人胖。

以下幾個問題，試著問問自己：

◐早上幾點起床？

太晚起床會減少上午活動消耗能量的時間，即便沒有進食，也達不到消耗熱量的目的，同時因為血糖降低，使得精神變差，喝咖啡提神是一種短暫性的假象，累積下來的疲勞感，更會讓人一整天都不想動，加上空腹太久會增加午餐的食量，長期下來的結果可想而知。

◐午餐幾點吃？

除非不習慣吃午餐，而且早餐吃得很營養，否則請你養成午間（上午十一點至下午一點）定時用餐的習慣。

不固定時間吃飯的人，容易讓血糖高高低低，增加生理負擔，造成生理壓力而引起內分泌紊亂（如皮質固醇），使得身體上的大大小小問題接踵而至，不但有害身體健康，同時會改變體脂肪分布，使身材走樣。

◐還吃下午茶嗎？

除非你是堅守少量多餐原則的生活家，否則建議還是放棄這多餘的一餐吧！相信你的下午茶應該不會只是蔬菜配白開水吧？除了膳食纖維的攝取以外，任何多吃的飲食熱量，都會讓人必須花更多時間活動才消耗得了。

◐晚餐就應該要豐盛嗎？

忙了一天會很想慰勞自己一下吧，有了更充裕的吃飯時間，就應該更要謹慎小心，一不留神就會吃得太多，建議限定一下在眼前出現的食物量，可以慢慢吃，但吃完以後就不要再追加了，更別說吃到飽的 Buffet 了！

● 睡前還要先宵夜？

這應該就不用解釋了吧，如果你有堅持吃宵夜的習慣，那還是不要浪費時間減肥了。

但是要提醒你，即使不用擔心肥胖問題，吃宵夜仍是一件有損健康的行為，建議還是能免則免吧！

● 每晚都捨不得睡嗎？

習慣晚睡熬夜的人，是很容易胖的族群，熬夜絕對不是身體的本意，當身體被迫做出違反生理時鐘的行為時，生理壓力就會上升，免疫力就會下降，身體以為你遭受生命的威脅而無法入眠，因此會設法在平時節省更多的能量儲存下來，用以應付生理壓力，結果就是增加身體的脂肪庫存量。

● 沒時間運動嗎？

這真的不能怪你，我也常常有這種感覺。現代人的生活太過緊湊，確實很難放鬆下來，將時間好好做規劃，即使每天空出固定的時間，也沒有理想的運動空間。曾幾何時，想要運動竟然還得花錢上健身房？我也很難接受。

好吧，要想出自己不能運動的理由，實在太多且太容易了，所以不如別想了，與其花時間想著什麼時候可以運動，不如現在就起身活動活動吧！

你被糖化了嗎？——平衡血糖的飲食策略

當組織細胞無法吸收利用血糖，糖就會在血液中囤積升高，長時間下來，血糖會在血液中自行反應，形成糖化終產物，接著破壞組織蛋白的正常功能導致併發症，這就是高血糖患者的糖化風險。

高血糖，造成可怕的糖化反應

糖份是身體最主要的能量來源，飲食中的糖份經由消化處理後，分解成小分子的葡萄糖，再吸收至血液循環中運送，以供應全身細胞來轉化代謝產生能量。

糖份存在血液中只是一個過程，最終目的還是要讓組織細胞攝取（uptake）利用，一旦細胞利用不完，就會將剩餘的糖分子轉換成脂肪酸或胺基酸分子，以構成體組織（tissues）。

正常情況下，細胞利用血糖的速度，與血液循環中來自飲食（外源）及肝臟（內源）的糖份供應是平衡的，在內分泌胰島素的調控下，血液中的糖濃度（血糖）在常態下會維持在一定範圍內（空腹 70 至 100mg/dl）。

想像一下，就像是迴轉台上的壽司，師傅擺盤的數量會配合食客取用的數量來維持平衡。如果客人不想吃或吃不下，而師父出餐的數量卻沒有減少，迴轉台上就會過量囤積，然後時間一久，食物就會變質、壞掉。

高血糖就很像是這麼一回事，當組織細胞無法吸收利用血糖，糖就會在血液中囤積升高，長時間下來，血糖會在血液中自行反應（梅納反應）形成糖化代謝物（AGEs，糖化終產物），接著破壞組織蛋白的正常功能導致併發症。

血糖異常的關鍵，在於供過於求

總結血糖異常的關鍵，在於「供過於求」，暫且排除先天性血糖代謝異常（第一型糖尿病）的狀況。

單就飲食上來說，要維持血糖平衡，就必須留意熱量的正確控制。

首先，要知道計算飲食量的實際單位是「熱量」，而不是「數量」，不要被食物的體積或重量給騙了，可以的話，留意一下包裝上的營養標示應該會有幫助。如果沒有包裝或標示，那麼基本上越甜越油的食物，熱量自然越高，能免則免吧！

體重，是評估身體供需的重要指標，除非你太瘦或運動量較大，否則一般成人大概每天每公斤三十大卡的熱量足夠了，若要細算，可以參考標準體重的熱量需求計算表。

過胖的人可以盡量控制熱量，而不需要刻意控制食量，容易因食慾無法滿足而失敗。倘若肚子餓或吃不飽時，可選擇一些低熱量食物，既可填飽肚子，又可以滿足食慾。可選擇的低熱量食物像是蔬菜（大蕃茄）、低卡可樂（含代糖），無糖的咖啡及茶、無糖或是代糖做的果凍（但腎功能不佳者，忌食代糖）、洋菜、愛玉、仙草、蒟蒻、白木耳等低熱量食物（仍須留意調味添加物）。

身體質量指數（BMI）

身體質量指數（BMI）＝體重（Kg）／身高（M）^{2}

身體質量指數（BMI）=Kg/M^2	
體重過輕	BMI < 18.5
正常範圍	18.5 ≦ BMI < 23.9
體重過重	24 ≦ BMI < 27
輕度肥胖	27 ≦ BMI < 30
中度肥胖	30 ≦ BMI < 35
重度肥胖	BMI ≧ 35

各年齡層和理想體重 BMI 對照表（男女）

年齡	身高	男生		女生	
		理想體重 Kg	理想 BMI	理想體重 Kg	理想 BMI
7	115	19-25	14.4-18.9	19-24	14.4-18.2
	120	21-27	14.6-18.8	21-26	14.6-18.1
	125	23-29	14.7-18.6	23-29	14.7-18.6
	130	25-31	14.8-18.3	24-30	14.2-17.8
	135	27-34	14.8-18.7	26-33	14.3-18.1
8	120	22-28	15.3-19.4	21-27	14.6-18.8
	125	23-30	14.7-19.2	23-29	14.7-18.6
	130	25-33	14.8-19.5	25-32	14.8-18.9
	135	27-35	14.8-19.2	27-34	14.8-18.7
	140	29-38	14.8-19.4	29-37	14.8-18.9
9	125	24-31	15.4-19.8	23-30	14.7-19.2
	130	26-33	15.4-19.5	25-33	14.8-19.5
	135	28-36	14.5-19.8	27-35	14.8-19.2
	140	30-40	15.3-20.4	30-39	15.3-19.9
	145	32-41	15.2-19.5	31-41	14.7-19.5
10	130	26-34	15.4-20.1	26-34	15.4-20.1
	135	28-37	15.4-20.3	28-37	15.4-20.3
	140	30-40	15.3-20.4	30-39	15.3-19.9
	145	32-42	15.2-19.9	32-42	15.2-19.9
	150	35-46	15.5-20.4	34-45	15.1-20.0
11	135	29-39	15.9-21.4	29-39	15.9-21.4
	140	31-41	15.8-20.9	31-42	15.9-21.4
	145	33-44	15.7-20.9	34-45	16.2-21.4
	150	38-50	16.0-20.9	36-48	16.0-21.3
	155	38-50	15.8-20.8	38-51	15.8-21.2
12	140	32-42	16.3-21.4	33-44	16.8-22.4
	145	34-45	16.2-21.4	35-47	16.6-22.4
	150	37-48	16.4-21.3	38-50	16.9-22.2
	155	39-52	16.2-21.6	40-53	16.7-22.1
	160	42-55	16.4-21.5	43-57	16.8-22.3
成人	-	18.5-24.0		18.5-24.0	

體重狀態部分，將依照你的實際體重與理想體重的比值，顯示體重狀況。

理想體重所需熱量對照表

每日／每公斤理想體重所需熱量（單位：大卡／公斤理想體重）			
活動量	實際體重<理想體重10%以上	實際體重介於理想體重正常範圍內	實際體重>理想體重10%以上
臥床	30	20～25	20
輕度活動量	35	30	20～25
中度活動量	40	35	30
重度活動量	45	40	35

飲食和營養攝取策略

很多人因為擔心血糖控制問題，或是得知自己有糖尿病後，就開始限制自己不能吃太多，為了減少糖份的攝取，卻連同其他營養素也跟著禁食，這是錯誤的觀念和方式，在合理的熱量供應及醣類比例下，其實正常飲食是不需要多慮的。

食物可分為奶類、蔬菜、五穀根莖澱粉類、蛋豆魚肉類、水果、油脂類六大類。每類食物的營養成分都不同，唯有廣泛攝取各類食物，才能達到截長補短，獲得均衡營養的效果。

因此，需留意均衡攝取各類食物，參照如下：

- 主食澱粉類：推薦食用全穀類，例如：芋頭、蕃薯、馬鈴薯等，可列入主食類代換。
- 奶類：伴隨血脂肪異常者可以低脂、脫脂奶代替，而血脂正常者建議還是以鮮乳為佳（低脂、脫脂奶為加工製品，且脂溶性營養素較欠缺）。
- 蛋類：若血膽固醇過高，每週以不超過三至四顆蛋黃為原則。
- 魚、肉類：瘦肉為佳，其餘部分需遵照飲食計劃食用。
- 豆製品：多指黃豆製品。
- 蔬菜類：充分攝取，以新鮮蔬菜為主，需留意根莖類多屬澱粉食物。
- 水果類：可遵照飲食計劃食用，以甜味較低的水果種類，作為優先選擇。

以下同步提供三大飲食策略：

● 醣類應適量攝取

醣類又稱為碳水化合物，是人類三大營養素之首，也是身體能量的首要來源。其主要的飲食來源是主食類，包括米飯、麵食、根莖類植物，其他像麵包、蛋糕、餅乾等澱粉類食物。

血糖控制不好的人，尤其需要特別注意這些食物的食量，然而即使它們看起來不像，吃起來也不甜，別忘了這些食物的本質就是「糖」。醣類食物的比例，最好可以控制在熱量的百分之四十以下（每公克約四大卡）。請留意，糖（sugar）最好可以控制在每天五十公克以下。

植物纖維要多吃

其實醣類食物（碳水化合物）也不是全然不好，有些碳水化合物無法被人體消化分解，吃了反而還能幫助控制血糖，像是纖維素、果膠，它們可以吸收水分增加食物體積，來提升飽足感，達到抑制食慾降低食量，同時還能促進腸道蠕動，以加速食靡通過腸道，避免被過度吸收。

由於纖維素難以被消化，因此熱量十分有限，不必擔心吃多會影響體重，所以雖然被歸類為醣類（碳水化合物），但在計算飲食熱量時可以將它們排除。纖維質含量較高的食物，如全穀類、蔬菜類、未加工豆類及水果類等。

每天飲食基本上需攝取三份蔬菜和兩份水果。除了蔬菜類外，全穀類和水果因每份含醣較多，仍需按照飲食計劃來食用。另外，平常也可以利用一些小技巧，來增加纖維質攝取，例如：白米飯改為五穀飯、燕麥粥取代白吐司、紅燒黃豆蒟蒻取代滷豆腐等。

用餐定時定量

身體為了將血液中的糖份，而維持在一定的濃度範圍，會利用分泌各種荷爾蒙來支配糖份的合成與分解，包括胰島細胞分泌的胰島素及升糖激素，腎上腺分泌的腎上腺素、糖皮質激素及去氫雄固酮（DHEA）等。

當你使用含醣飲食（飽食）後，血液中的糖份會迅速上升，此時胰島素便隨之分泌作用，以加速組織細胞對血糖的攝取利用，降低血糖濃度。

相對地，當你延遲飲食使身體處於飢餓狀態時，血液中的糖份會下降，此時升糖激素會分泌促使肝醣分解，以調升血糖。另外，若是因此造成生理壓力（緊張）時，腎上腺素便會隨之分泌，加速血糖提升，同時提高血壓來加速糖份在體內的運送，以解除飢餓感，並抑制身體修復功能（如脂肪、蛋白質合成），降低免疫力。

為了避免因此使身體面臨損害，去氫雄固酮（DHEA）隨之分泌以抵銷（拮抗）升糖激素的負面作用，來保護身體。

從飲食影響血糖濃度，到影響身體內分泌的反應過程，各位不妨試想一下，當你忽略定時定量的飲食原則時，身體將會面臨的狀況，不僅是血糖高高低低，還會導致內分泌的紊亂，破壞身體新陳代謝平衡的健康狀態，不可不慎！

血糖拉警報？——血糖失衡的營養建議

糖尿病是一種緩慢發展，且持續不斷的非自覺性功能退化疾病，其症狀一旦成形，便無法再輕易恢復正常。因此，每個人都應該遵守維持血糖平衡的飲食原則，並且適當補充強化血糖代謝功能的營養素。

一般人都需要的飲食方式

首先要說，一般人都會以為高血糖或糖尿病人，才需要特殊的「飲食方式」，事實上可能恰恰相反。

我們所謂平衡血糖的飲食方式，才是一般人應該要遵守的正常飲食原則，毫無約束的飲食方式，才真的是非常人的「特殊飲食」方式。

健康一旦賠上了，可是賺不回來的，所以，請不要再把你的健康，當成是不羈飲食的籌礙而任意揮霍了！飲食雖然不是影響健康的唯一因素，但不可否認地，飲食確實會直接影響身體功能與狀態，同時改變一個人的健康指標。

一個健康的人無論飲食中糖份含量高低，身體終究有辦法將它適時的代謝利用，而代謝功能異常的人，即使少吃糖份，血糖濃度卻依然居高不下，顯然血糖平衡最關鍵的策略，還是在於身體利用糖份的能力，其次才是飲食中糖份攝取的控制。

如果你的血糖目前還依然維持在正常範圍，也請不要忽略相關功能保養的重要性，糖尿病是一種緩慢發展，且持續不斷的非自覺性功能退化疾病，症狀一旦成形，便無法再輕易恢復正常。因此，每個人都應該遵守維持血糖平衡的飲食原則，並且適當補充強化血糖代謝功能的營養素。

擺脫高血糖及遠離糖尿病等代謝性疾病，並不困難，困難的是，要能在日常生活與飲食上提早下功夫，立馬開始進行保養及預防。

適當補充營養素，有助維持血糖平衡

正因如此，我們可以通過飲食來調控代謝功能，將異常的血糖、血脂及血壓都調整到理想的狀態。

除了控制直接影響血糖濃度的醣類食物之外，若能適當補充一些營養素，可以在血糖的平衡上，提供重要的幫助。

◐ **維生素B群：**高血糖自然可以歸咎於，身體無法正常利用血液中的糖份所引起，換言之，日常補充能促使血糖被身體充分利用的營養素，對於平衡血糖來說，就顯得格外重要。

身體細胞利用糖份，轉化為能量的一連串化學反應中，需要維生素B_1（硫胺明）、B_2（核黃素）、B_3（菸鹼酸）、B_5（泛酸）、B_6（吡哆醇）及生物素（維生素B_9），做為活化酵素的輔酶（coenzyme），如果欠缺其中任何一種維生素，就會使得細胞製造能量的反應效率受阻，血糖控制（代謝）就會變差。維他命B群是飲食中醣類、脂肪、蛋白質被身體利用代謝所必須的營養素，有助於調節正常生理機能，維持皮膚、頭髮的健康，以及免疫系統、神經系統的正常。

- B群相關食物：糙米、酵母、腰子、內臟、穀類、豆類、綠色蔬菜、水果、牛奶等，皆含豐富的維生素B群。

◐ **礦物質：**當細胞要攝入血液中的糖份時，需要礦物質鉻（Cr）來活化糖耐受因子（GluT4），以協助開啟細胞膜上的糖通道（尤其是肌肉細胞）。因此，鉻能協助醣類的正常代謝，有穩定血糖，增加能量的作用。

身體細胞利用血糖的生化反應中，除了需要維生素B群、輔酶參與之外，同時還需要礦物質鎂（Mg）作為輔因子（cofactor）。研究發現，缺乏鎂會造成身體對胰島素反應不佳，導致血糖上升。

血糖代謝異常甚至是糖尿病患者，對於組織修復力及免疫力較一般健康者低弱，適度補充礦物質鋅（Zn）對於傷口癒合，以及促進免疫系統的健康，有著正面的幫助，同時鋅也是胰島素的組成成分。

- 鉻（Cr）相關食物：糙米、酵母、乳製品、豆類、香菇、雞肉等，都是豐富鉻的來源。
- 鎂（Mg）相關食物：杏仁、堅果類、乳製品、海鮮、芝麻、黑豆、香蕉、空心菜、小麥胚芽等，含量都很豐富。
- 鋅（Zn）相關食物：除了牡蠣富含鋅之外，還有小麥胚芽、啤酒酵母和蛋等，都是理想的來源。

◓ **抗氧化劑**：由於血糖代謝不良，容易造成心血管及組織細胞的損害，甚至包括神經細胞的受損。研究指出，柑橘類水果的萃取物，可以降低高血糖的併發症風險，如視網膜病變、腎臟病變及神經病變等，這可能是當中具有抗氧化作用的異黃酮及維生素C，它們可以清除氧化自由基對眼睛、腎臟及神經的傷害，因此多吃含維生素C等抗氧化劑豐富的食物，也是幫助血糖異常者促進健康的好選擇。

‧抗氧化劑的相關食物：柑橘、檸檬、芭樂、堅果、大蒜、綠茶、蘆筍、胡蘿蔔、花椰菜等。

◐**膳食纖維：**分為水溶性及非水溶性兩類。水溶性膳食纖維，可以減少小腸對於醣類與脂肪的吸收、促進胃的排空，有助於控制飯後血糖上升的速度，其含量豐富的食物來源如：燕麥、大麥、乾豆類等，都是良好的水溶性纖維來源。

另一類非水溶性纖維，雖然不能直接影響血糖，但能減少小腸對於膽酸的再吸收，促進脂肪和膽固醇的排除，對於血糖代謝異常者預防心血管相關併發症會有正面的幫助。

‧水溶性膳食纖維的相關食物：燕麥、大麥、乾豆類、車前子、愛玉子、蒟蒻、蘋果、柑橘類水果、草莓、洋車前種皮粉、蘆薈、海帶等。

‧非水溶性膳食纖維的相關食物：一般在蔬菜水果，以及全穀類、未加工的麩質、全麥製品、海藻類、豆類、根莖菜類等食物中。

其他營養素補充，加強平衡血糖

除了一般常見的維生素、礦物質補充之外，還有一些營養素對平衡血糖及預防糖尿病症，也能提供不錯的保健功效，如果是高血糖或初期糖尿病患者，不妨可以搜尋一下相關處方來加強保護。

◐ **輔酵素Q_{10}**（**Coenzyme Q10**）**：**一種人體可以自行合成的營養素，除了可以提供體內有效的抗氧化保護之外，同時也是細胞產生能量的重要推手，過去被大量使用在心臟專科的處方單中，適用於強化心肌功能。

因為心肌需要不停搏動會消耗大量能源，輔酵素Q_{10}可以強化心肌細胞的生命力。在其他組織細胞也同樣仰賴Q_{10}，來維持能量供應，使細胞能順利進行糖份分解利用，可降低身體血糖耐受不佳的風險。身體自行合成的輔酵素Q_{10}會隨著身體（年齡）的老化，而逐漸降低甚至不足，另外，長期使用（史）他汀類（statin）降血脂藥物的人，體內Q_{10}的合成能力也會跟著降低。

◐ **R-硫辛酸**（**R-Lipoate**）**：**和輔酵素Q_{10}一樣，也是身體可以自行合成的輔酶兼抗氧化劑，同樣會隨著老化而降低。硫辛酸像維生素B群一樣可以維持糖在細胞內的正常代謝，使其順利進入產生能量的生化反應之中，在德國是經常被使用的糖尿病處方。

硫辛酸不僅可以改善血糖的利用，同時可以改善神經細胞的傳導速度，以及治療因糖尿病引發的周圍神經病變。

◐ **苦瓜胜肽**（**Bitter melon peptide**）**：**苦瓜，從過去就被用來改善高血糖的天然食材，傳統上有「植物胰島素」之稱，是膳食中屬於消炎退火的寒性食材。

根據現代醫學研究指出，食用苦瓜之所以可以改善血糖症狀，其原因在於苦瓜中含有一種類似人體胰島素的蛋白質，可以模仿胰島素在細胞膜上的作用，促使血糖進入細胞中被利用。多吃苦瓜，雖然不能取代降血糖藥的功效，但是作為一般保養身體的健康食材，仍是相當不錯的選擇。

目前市面上不乏一些含有苦瓜成分的產品，但保健效果良莠不齊，需要慎重選擇。在最新的產品分析研究中顯示，來自苦瓜蛋白質中的一小段胺基酸片斷（胜肽），可以與細胞膜上的胰島素受器結合，是真正達到提高血糖利用的有效物質。因此，建議大家可以選擇標示含有已萃取苦瓜胜肽的產品來使用，應該會更有效果。

◐ **武靴葉（GymnemaSylvestre）**：印度傳統中一種號稱「糖份殺手」的藥草，生長於印度中部與南部的熱帶森林，它的葉子可用於中藥調劑上，據當地使用者的說法，將武靴葉的葉片含在口中一段時間，就會阻斷舌頭對甜味的知覺，以消除對甜食的慾望，所以又被叫做「糖食破壞者」。

除此之外，武靴葉中含有機酸（gymnemic acids）不僅可以抑制小腸中雙糖酶的活性，減少糖份吸收之外，還有刺激 β 細胞分泌胰島素的作用。在市面上很容易找到武靴葉被使用的「油切」飲料，因為含量的限制，飲用後的效果就見仁見智了，比較起來，膠囊食品的功效當然就理想多了。

● **魚油**（**Fish oil**）**：**含有豐富的 EPA 及 DHA，是身體不可或缺的不飽和脂肪酸。脂肪酸除了為身體儲備能量之外，同時還是構成細胞膜的重要成分。

其中，細胞膜上的不飽和脂肪酸，可以增加膜的流動性，提高膜上（胰島素）接受器的靈敏度，這對多數胰島素敏感性不足的人，以及第二型糖尿病患者來說，提供了十分重要的生理機能。再者，EPA 及 DHA 能夠抑制體內發炎物質的生成，減少血液中的中性脂肪與血栓形成，保護血管內皮防止動脈硬化發生，如此便大大降低了高血糖患者的心血管疾病，與腎功能損傷的風險。

● **卵磷脂**（**Lecithin**）**：**一種天然的乳化劑，由於血糖代謝不良，容易伴隨提高動脈粥狀硬化心血管疾病風險，卵磷脂可以增加動脈血管壁上之膽固醇水解酵素（cholesterol esterase）的活性，促進血中膽固醇分解，具有使血管健康及促進血管循環順暢的效用。

● **甲殼素**（**Chitosan**）**：**一種發現於甲殼動物身上的外骨骼（外殼）中的醣蛋白化合物，又叫做「幾丁質」或「幾丁聚醣」。因為幾丁質並不會輕易被人體消化分解，所以沒有熱量。在人體的腸道中，幾丁質可以阻斷脂解酶（Lipase）的活性，並吸附飲食中過多的油脂及多餘的鹽分，不但可以幫助控制體重，還是三高族群十分理想的保健食品。

幾丁質在功能上有類似纖維素的作用，因此也被稱為是「動物纖維素」。目前甲殼質還被廣泛應用在一些環保材質中，用來製作衣服、容器等。

◐ **啤酒酵母粉**（**Brewer's yeast**）：含有對平衡血糖十分重要的天然營養素來源——維他命B群和礦物質鉻。如果擔心會補充到太多人工合成的維生素礦物質，那麼不妨藉由食用啤酒酵母粉，同樣可以達到保健的功效。

◐ **山桑子**（**Bilberry**）：與武靴葉一樣，並非是華人傳統的藥草，但在歐美市場上，卻是十分普及的保健食品。

血糖不穩定會造成眼睛視網膜的傷害，嚴重者甚至造成失明的風險。山桑子有助於紓解廣泛的眼睛問題，包括視網膜退化、假性近視，和色素性視網膜發炎等。山桑子能強化眼球骨膠質，並降低眼球壓力，對於改善糖尿病性視網膜病症的效果，特別顯著。

此外，山桑子可促進眼球末梢血管循環，以及改善對焦能力，還能促進良好視力所必須的視紫質再生。如果你已經是高血糖或糖尿病患者，那麼不妨試試補充一些山桑子，用來預防各種眼部併發症發生的風險。

◐ **大蒜**（**Garlic**）：一般家庭常備的食材佐料，大蒜具有降低血壓的功效，也可降低血液中三酸甘油酯和膽固醇的濃度。大蒜當中含有多種的蒜素化合物，除了抗菌之外，還能消除發炎反應，對於糖尿病者的慢性併發症，有預防改善的功效。如果不喜歡大蒜刺激性的口感，那麼可以煮熟後食用，也是不錯的方式。

● **銀杏（Ginkgo biloba）**：在日本、韓國等高緯度國家是十分常見的植物，也是功效卓越的保健食品。銀杏的果實是一種烹調食材，在中國菜單上稱之「白果」，然而銀杏葉才是最具醫療價值的所在，銀杏葉中含有豐富萜類植化素、類黃酮及原花青素，萃取後使用可以抗氧化、抗發炎、抗血栓，同時能有效改善末梢血液循環。

此外，糖尿病患者容易發生神經病變，而導致神經傳導遲緩，補充銀杏葉萃取物，可增進神經傳遞速度，還能幫助改善記憶力減退、頭暈和耳鳴的現象，重要的是可以提升腦部利用氧和葡萄糖的能力。

健康美味，從日常烹調入手

台灣在地美味小吃遍佈，素有「美食王國」之美譽，然而，對於著重血糖控制的人來說，可能就無福消受，清淡低糖少油鹽的菜式，才是飲食的王道。

料理，首重低糖少油鹽

華人的飲食文化堪稱是全球聞名，特別是台灣依山傍海，造就了食材的多樣化，當然還包括五花八門的烹調方式，成為美食的集散地，素有「美食王國」之美譽，許多創意小吃、在地料理和多國菜色，屢屢躍上國際，受到外國人士的訪台的必吃之一，更曾榮登 CNN 票選全世界美食城冠軍。

其中，特別的是華人的料理手法，包括：炒、燒、蒸、炸、爆、煎、烤、醃、滷、燻、凍、拌、燴、汆、溜、燙、燉、煮、燜、煸、涮、醉、泡、滾、烘、煨、風、酥、糟、甜、扣、拼、醬、熗，可說五花八門，層出不窮。

然而，對於著重血糖控制的人來說，可能就無福消受，清淡低糖少油鹽的菜式，才是飲食的王道。

若是自備菜餚時，避免煎、炒、炸的烹調方法，應該不會造成問題。然而對於半數以上老是在外用餐，又不懂烹飪的外食族來說，點菜時不妨留意一下菜單所透漏的訊息，可進一步降低食用到高風險飲食的機會。

就上面列舉的料理手法，大致上來說，「蒸、凍、汆、燙、燉、煮、涮、醉、滾、烘、糟」是以較無油（非完全無油）的方式烹調最為理想；其次「拌、泡、焗、煨、風、醬、滷」雖多半是以少油方式製作，但必須留意調味醬汁（含糖、含鹽）的成分用量；「炒、燒、爆、燜」的菜式用油量可能較多，建議還是少吃；「炸、煎、溜、酥」的菜式用油量大，熱量高又容易使身體發炎，可以的話不要吃；「燴、甜、羹」雖然不油，但是多半會用到很多糖或澱粉（勾芡），對高血糖的人來說是禁忌。（可參閱本書食譜的料理方式和菜色。）

另外，「烤、醃、燻」的烹調本身可能無糖無油，但是製備過程中會產生很多對身體不好的化學物質（亞硝鹽），同時製造大量自由基，使身體的氧化壓力升高，產生更多的糖化終產物，增加慢性疾病的風險，還是要小心克制為妙。

喝酒相當於喝脂肪，理應禁止

酒跟肉一樣是全世界共通的飲食文化，你可能經常聽到適量喝酒對健康是有益的，但是基本上根本是給了多數不該喝酒的人，一個安慰自己喝酒的藉口。說真的，你覺得酒好喝嗎？如果覺得好喝甚至很好喝，那麼建議你不要喝酒，原因無他，喝酒絕對不是想要控制血糖的人，應有的權利。在熱量控制的前提之下，酒精是高熱量的東西，它會佔據每天從其他飲食份量中，應該攝取到的營養素的空間，倘若是作為烹調過程中的調味品，倒是可以接受。請記住，覺得酒好喝的人通常不會真正控制酒量，只要你的約束有所彈性，就會變成無限上綱，最後導致反效果。

好吧，再問一次：「你覺得酒好喝嗎？」

如果你的答案是還好，或是其實不好喝，那麼就不需要太苛求，基本上每天小於兩個酒精當量（八十毫升白蘭地或兩罐啤酒，約三百六十毫升／罐）是沒有問題的。

但是，喝酒時請注意提醒自己，由酒精獲得的單位熱量相當於脂肪，兩者是互為代換，再說清楚一點，喝酒其實就相當於在喝脂肪。從營養學上的菜單計算原則來說，如果喝了三百六十毫升的啤酒，那麼烹調用油就應要減少兩茶匙（約十公克），又相當於九十大卡的熱量（等於十公克脂肪）。

當然如果血液三酸甘油酯值偏高或肥胖者，不管覺得好不好喝，都不應該喝酒。另外，有服用口服降血糖藥物，以及胰島素注射的病人，嚴禁喝酒（尤其空腹），那會造成低血糖發生的危險。

最後，還是老話一句，喝酒不一定有害，但不喝酒肯定無害！

慎選三十五種美食烹飪方式

烹調名稱	料理作法	備註
炒	鍋中放油燒熱，採大火快炒食材，速翻拌至熟謂之炒，如清炒、燴炒、爆炒。	△
燒	煎炒後加水或高湯，改以小火慢燉火燒，如紅燒、白燒、乾燒。	△
蒸	蒸鍋中放入食物，採用水蒸熱力蒸熟食物，如清蒸、粉蒸、釀蒸。	*
炸	滾油中放入食材，進而炸熟食物，使食物呈現金黃色澤。	×
爆	大火熱油或熱醬爆炒食物，如可分油爆、醬爆、湯爆。	△
煎	以少許熱油在鍋中煎熟食物，如生煎、乾煎。	×
烤	調味後的食材放在烤網或烤箱，烘烤至熟透，如乾烤、生烤、炭烤。	×

慎選三十五種
美食烹飪方式

醃	食物洗淨瀝乾，再用鹽或醬油醃漬後，置放容器中入味，如鹽醃、醬醃。	×
滷	食物放入滾燙滷汁中烹煮、加熱、著色，像是滷味。	△
燻	調味後的食材放在火上燻熟，如生燻、熟燻。	×
凍	食物煮成爛熟成羹，再等待凝結成凍。	*
拌	食材調味拌勻，如涼拌、熱拌。	△
燴	食物分別燙熟後，再回鍋一同拌炒調味，如大雜燴。	×
汆	食物徐徐由炒鍋邊緣倒入燒滾的炒鍋，大滾時加入蔥薑蒜末等，透過水的熱力燒煮即成。	*
溜	採用太白粉勾芡或淋上熱油，如油溜、醋溜、芡糊溜。	×
燙	滾水或滾油中放入食材，待至半熟撈出瀝乾後，再次回鍋。	*
燉	鍋中加滿水，調味後加以小火慢燉至熟爛。	△
煮	鍋中加適量水煮至熟爛，調味即成。	*
燜	食物燒炒後加入高湯，再以小火慢燜至湯汁收乾。	△
焗	食物調味後以錫箔紙包妥，放入炒鹽熱鍋中或烤箱中，慢燒（烤）至熟成。	△

慎選三十五種美食烹飪方式

方式	說明	符號
涮	食物切成薄片後，在滾燙的湯中來回燙熟，如涮肉、涮鍋。	*
泡	食材放入鹽水、糖水，或酒水等醬汁中浸泡，如鹽水泡及糖醋泡。	△
醉	食材放入酒中浸泡，再加以涼拌或蒸熟，如醉雞、醉蝦。	*
滾	食材放入滾水熱湯中煮熟。	*
烘	調味後食材放於平底鍋或烤盤，慢慢烘乾水份至熟。	*
煨	食材放入鍋中，採小火慢燉成濃稠湯汁狀。	△
風	食材用鹽、酒等香料醃過，再用風力陰乾水份，就此延長保存期限。	△
酥	用熱油炸熟食物，口感酥脆。	×
糟	魚或肉類用酒糟浸泡入味，食用前蒸熟。	*
甜	食材以糖加以調味或浸泡，可製成乾料或湯汁。	×
扣	食材堆疊至碗中，蒸熟後倒扣至碗盤。	△
拼	所有食物分切成塊擺盤，如冷盤、拼盤。	△
羹	食材起鍋前，用高湯勾芡成為羹湯或濃湯狀。	×
醬	食材用醬油或豆瓣醬浸泡入味，再加熱煮熟即成。	△
熗	食材燙水或過油後，撈起裝盤淋上醬汁，最後再澆上一遍熱油。	△

慎選三十五種美食烹飪方式

備註符號說明：

＊維持血糖平衡者，建議採用該種料理方式（這些料理方式以較無油的方式烹調最為理想），盡量挑選食用清淡低糖少油鹽的菜式，才是飲食的王道。

△雖多半是以少油方式製作，但必須留意調味醬汁（含糖、含鹽）的成分用量，盡量少吃。

×這些方式用油量較多大、多糖或澱粉（勾芡），熱量高又易使身體發炎，具有化學物質（亞硝鹽），可以的話不要吃。

（可參閱本書食譜的料理、菜色建議。）

運動，有效提高身體代謝率

內分泌失調，嚴格上來說並不能算是一種典型的肥胖原因！

與其說吃什麼，可以改善內分泌失調的問題，不如說少吃什麼，可以避免內分泌失調，還比較合理一些。

內分泌失調，釐清自己的致胖原因

內分泌失調，嚴格上來說並不能算是一種典型的肥胖原因，因為造成內分泌失調的原因太多了，如果不能找出問題的源頭，並加以治療，強硬減肥的結果，不是徒勞無功，便是可能加重疾病的程度，這部分需要配合醫師的診斷才能功成。

以下針對一些個別的內分泌問題，加以探討和釐清自己屬於哪一種肥胖成因：

◓ **甲狀腺：**位於咽喉下兩側的蝶狀腺體，分泌的甲狀腺素可以調控身體的代謝速率，換言之，也可以提高或降低身體的基礎代謝率（BMR）。

因此，當甲狀腺功能低下時，就容易導致基礎能量的消耗降低，就容易囤積能量成為脂肪，成為易胖體質。此時，可以藉由血液檢測來評估，是否是因此影響體態的發展。

◓ **腎上腺：**位於腎臟上緣的喙狀腺體，結構上又分為皮質與髓質。

腎上腺髓質主要是分泌腎上腺素，用來提高新陳代謝，以應付眼前的突發狀況，而腎上腺皮質則是分泌固醇類荷爾蒙的主要腺體，其中又以皮質固醇為其主要分泌激素。

皮質固醇是平衡生理壓力最重要的荷爾蒙，可以在身體面臨各種生理壓力時，作為控制血糖、血壓、電解質、免疫功能，以及其他固醇類荷爾蒙代謝的調節器。當腎上腺皮質固醇過度分泌時，會導致脂肪囤積，以及四肢臉部水腫等體型表徵，俗稱「壓力肥胖」。

◓ **性腺：**分泌主導第二性徵表現的荷爾蒙腺體，在男女性體內會分泌不同比例的雄性激素與雌性激素，因此影響男女體格發育上的差異。

當兩種荷爾蒙分泌失衡時，會導致男性女體化（體脂肪增加，脂肪分布比例改變），及女性雄性化，或是體脂肪過高等體型不佳的問題。

多吃少動？現在就站起來走一走

以上所討論的內分泌肥胖問題，其實從飲食營養的角度上看，多半與食品的過度加工，有著絕對的關係，如果要說吃什麼，可以改善內分泌失調的問題，不如說少吃什麼，可以避免內分泌失調，還比較合理一些。

塑化劑這些存在已久，且防不勝防的環境荷爾蒙、農藥過剩的食安問題，加上過度加工的醃製食材、基因改造的黃豆、小麥及玉米製品，以及市面上充斥著反式脂肪的人工奶油、速食等，太多干擾身體正常內分泌的食品，應當需要嚴格避免，如果你是屬於內分泌問題的高風險族群，盡可能選擇原型食材吧！

附帶一提，根據WHO（世界衛生組織），目前全球人口已達十一億萬人，因肥胖對身體所造成的健康威脅，在一九九五年正式將肥胖列為慢性疾病之一。《美國醫學會期刊》指出，肥胖造成每年「多死」十六萬多人。由於生產力降低和醫療費用增加，每年每位肥胖者平均花費國家七千多美元。超過標準體重三十公斤以上的人，一生中增加的醫療費用就高達三萬美元。

肥胖可說成了百病之源，太胖的人（BMI>25）請下定決心，努力找出成功減肥的方法吧！

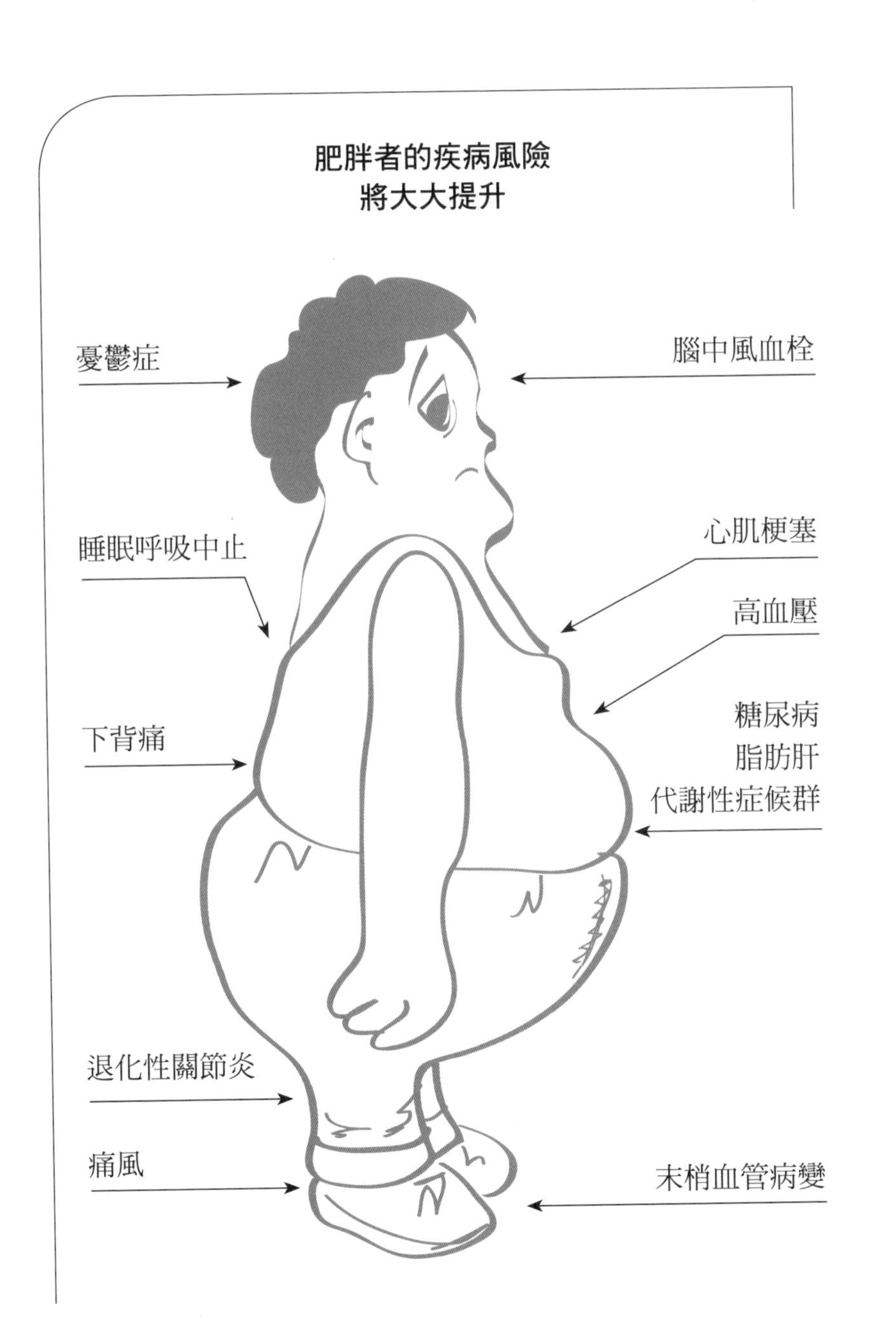
肥胖者的疾病風險
將大大提升
憂鬱症
腦中風血栓
睡眠呼吸中止
心肌梗塞
高血壓
下背痛
糖尿病
脂肪肝
代謝性症候群
退化性關節炎
痛風
末梢血管病變

肥胖者的疾病風險將大大提升

「為什麼都那麼胖了，卻還是不願意動？」正是因為越來越胖，才使人們只想吃更多，卻更不想動了！

因此，唯有少吃多動，才能確保自己走上恢復健康的道路上。

運動不是只有消耗熱量而已，還可以強化身體筋肉，提升心肺功能！

如果可以配合一些重力訓練，還可以增加肌肉量，增加了肌肉量，可以提高基礎代謝率，改善易胖體質，好處真的很多。

其實，最低限度下，還可以在自家空間走走路，左搖右擺伸伸手臂，設法讓自己流汗，感覺到累，那麼就已經達到輕微程度的運動了。

或者不妨參考一下，網路上有很多室內活動操的教學，例如毛巾操、瑜珈之類的活動。

所以，你現在還坐在沙發上看著這本書，想著沒空運動嗎？現在，就站起來走走，如何呢？

健康問診室

哪些療法，可減低環境荷爾蒙的危害？

環境荷爾蒙在日常生活中可說是無所不在，平日的接觸其實在所難免，不過，我們可以藉由認識並留意可能的來源，進而減少使用這些造成身體危害的物品、食物等。

因此，身體排毒系統功能正常與否，就顯得相當重要，可以從強化個人體內的解毒及代謝功能做起。

改善腸道健康，減輕環境荷爾蒙危害

當環境荷爾蒙隨著飲食進入我們的體內，腸道將會肩負著將肝臟解毒後的代謝物，排出體外的重任，因此必須留意到幾個重點面向：

- 修復腸黏膜：作用在阻隔腸壁細胞直接接觸到毒素或細菌病毒。
- 促進腸蠕動：順利將廢物及毒素的殘渣，排出體外。
- 補充益生菌：保護腸道，讓身體遠離環境荷爾蒙的毒害。
- 攝取可溶性纖維：調節糞便的含水量及軟硬度，讓腸道功能更加健康。
- 多喝乾淨飲用水：減少體內過量的囤積，同時達到順暢排便的目的。

健康問診室

有哪些療法，可減低環境荷爾蒙的危害？

提升肝臟解毒，降低環境荷爾蒙毒害

身體最主要的解毒器官是肝臟，強化肝臟健康，提升肝細胞的解毒功能，自然可以降低環境荷爾蒙對人體的毒害。

肝臟在代謝毒素的過程當中，所產生大量的自由基，容易引起突變和細胞損傷。以下，可提升肝臟解毒的療法：

- 補充抗氧化營養素：維生素A、C、E
- 補充黃酮類化合物：水飛薊（Silymarin）
- 補充硫辛酸（Lipoic Acid）
- 食用槲皮素（Quercetin）
- 食用葡萄籽提取物（Grape Seed Extract）
- 補充D－葡萄糖二酸鈣（Calcium-d-glucarate）：無毒天然化合物
- 補充含硫胺基酸（Amino acid）：甲硫胺酸（Methionine）、牛磺酸（Taurine）

運動補氣──提高代謝，體質跟著轉變

「藥補不如食補，食補不如氣補。」所謂「氣補」指的是利用運動來養氣，促使體內的氣、血、水達到通暢的養生效果。

在動作上的規律性愈持久，身體細胞就越能有效利用氧氣，生理機能的提升效果就會越好！

333補氣法則，選擇適合體質的項目

前面提到，運動不只消耗熱量，還可以增加肌肉量，提高基礎代謝率，進而改善易胖體質。

中醫道：「藥補不如食補，食補不如氣補。」所謂「氣補」指的是利用運動來養氣，促使體內的氣、血、水達到通暢的養生效果。若是用現代西醫的方式表達，指的是運動能夠促進淋巴、血液及體液循環，進而幫助身體正常新陳代謝以維持健康。

運動確實是健康生活中不可或缺的一環，但是多數人並不一定知道如何正確的安排運動。運動不足，達不到健身的效果，然而運動過度，也會損傷肌肉筋骨，可能得不償失。

從現代運動醫學觀念來看，多半會建議參考官方制定的「333 法則」，同時符合中醫養生的補氣原理，就是每週運動三次，每次三十分鐘，運動後心跳須達到每分鐘一百三十下以上。這是適用於每一種運動的參考原則，但是在執行上還是必須留意選擇適合自己體質的項目，才能在盡情揮汗的同時，又能顧及安全。

把握健康五原則，快速清除體內毒素

另外，在運動種類的安排上，不妨可以參考一下五大原則。

◓ 原則一：勞動不等於運動

不論選擇什麼樣的運動項目，切記在過程中必須是輕鬆愉快，否則就可能變成是一種增加精神壓力，以及體力負擔的勞動。

◓ 原則二：對稱優於非對稱

不知道你有沒有留意到，身體的肌肉骨骼是一個對稱結構，因此，運動時應該要注意活動的對稱性，否則可能會因為單側的過度施力，而導致骨骼失衡偏斜，以及肌肉的不對稱發展，這些都可能造成日後矯正不易的慢性傷害。

◐原則三：規律持續最有效

運動是利用長時間週期性的物理動作，來推動身體內外組織的活動，除了可以鍛練肌肉筋骨結構的強韌之外，加上能量的大量消耗，迫使生理機能增強運作，以加速各種生化代謝反應，之後達到強身健體的目的。

因此，在動作上的規律性愈持久，身體細胞就越能有效利用氧氣，生理機能的提升效果就會越好。這個部分可以從自己在運動過程中的呼吸節奏來判斷，有氧性越佳的運動，呼吸節奏越是規律順暢，相反的，若當發現在運動時的呼吸紊亂急促的話，就必須重新調節運動方法。

◐原則四：循序漸進很重要

不要勉強自己做不來的運動！回到第一項原則，勉強自己做的運動，在心情上是不可能輕鬆愉快的。當然，或許你對某些還不擅長的運動，充滿學習的熱忱和興趣，然而在執行的強度及時間上，還是得有所拿捏。

如果你是現在才下定決心開始運動，那麼請先從體能上最能負荷的階段與項目開始執行。例如想從事登山運動，那麼請先從定期平地散步三十分鐘開始做起，然後安排健行，之後再做長途爬坡，等到這些過程中都不會讓你感到身體負擔，那麼代表身體強度及生理機能均已達到一定水準，如此才能將登山作為養生運動的選項。否則一開始就貿然上山，很容易因為負荷不了，而發生意料之外的危險。

曾經有位長輩因為健康檢查，發現心臟有一條冠狀動脈阻塞，所以決定聽從朋友建議將開始定期做爬山運動，我在驚訝之餘趕緊告訴她：「別了，請您先到附近公園國校去散步走走，一段時間後看看體能狀況再說吧！」

◐原則五：別忽視運動前後的飲食

運動會讓身體比平時消耗更多的能量，因此，在安排運動時，也不要忘了有些飲食上要注意的地方。

運動前中後，留意關鍵營養補充

◐運動前：避免讓身體處於飢餓狀態

有些人想要靠運動減肥，以為不吃可以讓運動消耗更多的熱量，事實上這是危險的事情！在低血糖的狀況下，過度運動不但不會讓你瘦得快，反而可能造成體能過度消耗，發生頭暈甚至休克的危險。

再者，饑餓感會在運動後加劇，身體的代償反而讓人在事後吃得更多。建議最好在運動前一至兩小時適量進食，以維持適當的體能狀態，再進行鍛鍊，最好選擇一些較好消化的軟質醣類食物，像是富含膳食纖維的新鮮果汁果泥、優酪乳、豆漿、蜂蜜，或是全麥土司之類。

◐ 運動中：適時補充水分

運動過程會讓身體流失大量水分，為了避免發生脫水的危險，建議每十五至二十分鐘就能補充一次水分，以室溫的開水最理想，但不要大量喝水，以免運動期間感到不適，通常以不超過200C.C.為原則。可以在水中加入少量鹽片或電解質補充劑，以維持體內理想的電解質平衡。

◐ 運動後：不要立即進食

可以先補充一些水分，來減少飢餓感。為了讓運動後的身體能持續燃燒儲存的脂肪，建議在運動後一至兩小時再進食，並且以高蛋白質食物為主，再搭配少許的醣類纖維食物。

另外，需要特別提醒的事，不要在運動後喝咖啡、茶葉、高糖果汁，它們會使交感神經持續處於興奮狀態，這會影響運動後該有的休息與睡眠品質。

有些專家會建議在運動後選擇食用一些鹼性食物，像是蔬菜、水果及豆類。因為運動時，身體會增加乳酸的堆積，使人感到痠痛，同時體質會酸化，因此食用鹼性食物能平衡運動後的酸鹼值。

姑且不論身體是否真的會因此變成酸性，但是過量的乳酸（通常來自較劇烈的無氧運動）堆積，確實會讓人運動後產生痠痛，建議不防可以在平時補充足夠的維生素B群及輔酶Q_{10}，它們能夠幫助快速的清除體內累積的乳酸。

情緒紓壓──心情緩和，身體跟著好

喜傷心，怒傷肝，憂思傷脾，悲傷肺，驚恐傷腎，中醫對於情緒疾病的論點，和現代醫學觀點相互比對，可說不謀而合。

長期壓力刺激下，將引發體內神經傳導系統，以及荷爾蒙腺體經常處於過度活躍的狀態，最後導致（腺體）器官長時間疲勞而退化或病變。

心理壓力造成身體疾病

情緒反應可視為一種心理感受的外在表現，而心理感受，多半與環境因子的刺激有密切關聯，從環境刺激到情緒反應的過程中，還需要透過生理功能來完成。這些生理功能包括神經傳導系統，以及內分泌系統。

情緒確實會影響健康，我們經常聽說有人「抑鬱成疾」，也就是因為長期的心理（精神）

壓力，造成難以收拾的身體功能疾病，情緒壓力如何會演變成功能疾病？我們從生理機制的過程來加以探討，可以知道是因為長期壓力刺激下，引發體內神經傳導系統，以及荷爾蒙腺體經常處於過度活躍的狀態，最後導致（腺體）器官長時間疲勞而退化或病變。

由於不同感受會刺激不同的內分泌狀態，而後引發不同的情緒表現，換言之，在不同情緒表現之下的內分泌狀態，就會直接或間接影響身體中不同的器官功能健康。

中醫也有所謂的七情六慾損及五臟六腑的論點（喜傷心，怒傷肝，憂思傷脾，悲傷肺，驚恐傷腎），若是從現代醫學觀點來看，可說不謀而合。

心理情緒與身體功能疾病的發生，並沒有特定的因果順序，有可能因為身體功能缺陷影響人的情緒反應，另一方面當然也有可能因為情緒因素，而引發身體功能疾病發生。

既然情緒壓力會導致身體疾病，那麼反過來說，只要讓情緒保持穩定，壓力能夠得到適時紓解，那麼理當就可以降低疾病的發生，甚至讓疾病獲得改善，促進身心靈的平和與健康。

吃對減壓食物，身心放輕鬆

情緒或壓力狀態的改善，除了藉由運動、休閒、閱讀、心靈引導，或是人際關係的培養，進而獲得精神上的正面助益之外，同時還可以經由補充「減壓」食物和營養素，強化情緒管理功能，有效對抗壓力！

◓醣類食物：首選非精製糖

很多人知道吃甜食可以讓心情變好，所以當情緒低落或壓力大時，就會想要大吃甜食來安慰自己。

其實，這是因為甜食中所含的糖份刺激血清素（一種神經傳導物質）的分泌，使人感覺愉悅，然而大多數甜食中所含的醣類屬於精製糖，精製糖吸收快，使得血糖迅速上升，表面上好像有很好的「安慰」效果，然而有效時間卻非常短暫。因為血糖快速上升，進而促使胰島素快速分泌，用以降低血糖，血糖在短時間內大起大跌，反而令情緒變得不穩定，加上甜品的營養價值極低，並非改善情緒的好幫手。

因此，想要利用醣類攝取來改善情緒，建議選擇含非精製醣類的碳水化合物食物，它們不會造成血糖的驟升驟降而傷害健康，並且同樣能提升腦部需要的糖份，在改善情緒的效果上也會比較持久。

・醣類相關食物：多穀麵包、紅米、糙米、地瓜及麥皮等。

◓蛋白質：日常食物中的必須營養素之一

蛋白質中的色胺酸及酪胺酸（其中兩種胺基酸）是（快樂激素）血清素及多巴胺的轉換來源，有助於這些正向情緒之神經傳導物質的分泌，同時也讓腦細胞之間溝通更靈活，這對大腦在管理情緒功能上可以發揮重要作用。

• 蛋白質相關食物：舉凡奶類及其製品、豆腐、黃豆、低脂芝士、魚類、雞肉及豬肉，均含豐富蛋白質。

◐ 脂肪：荷爾蒙合成的重要前驅物

脂肪食物對許多人來說是又愛又怕，吃多了擔心會變胖，還可能提高心血管疾病風險，但少了它，又覺得菜色美味不足，整頓餐下來飽足感不夠。

其實，油脂中所含的脂肪酸對維持健康是非常重要的一環，甚至在情緒管理上都有十分明確的助益。

飽和脂肪雖然容易增加膽固醇，然而膽固醇卻是合成固醇類荷爾蒙的重要前驅物，像是雌激素、睪固酮以及腎上腺皮質醇等。若是因為膽固醇不足，造成體內固醇類荷爾蒙低下，不但會減少性荷爾蒙的分泌，連帶還會影響情緒激素（血清素、多巴胺等）的正常分泌，導致心情低落。

所以建議在不過量食用的限度之下，不要一味的排斥油脂食物。另外，可以提高食用富含 Ω-3 多元不飽和脂肪酸食物的比例，都有助提高血清素水平，幫助穩定情緒及減壓。

• 脂肪相關食物：如三文魚、金槍魚（鮪魚）、銀鱈魚及堅果類（如核桃、果仁）等。

◐ 礦物質：情緒管控不可或缺

鈣（Ca）及鎂（Mg）等礦物質，對於情緒管控也是同樣重要，其中像是鈣質對於發揮神經系統的正常功能上，特別有益，可以抑制神經肌肉的過度興奮，維持正常的神經訊號傳導與肌肉收縮。對於工作壓力沉重的人士，應該要多吃含鈣食物。

鎂能使肌肉正常放鬆，同時還可以幫助緩解神經壓力，解除失眠困擾。此外，深綠色蔬菜如西蘭花、菠菜等均是減壓食物，還能紓緩肌肉緊張。

- 鈣質相關食物：芝士、牛奶、硬豆腐、深綠色蔬菜、乳酪等。
- 鎂相關食物：香蕉、奇異果、果仁、乾豆等。

（可參閱本書附錄「好療『癒』！情緒壓力自我檢測表」，進行個人的壓力評估。）

血糖平衡這樣吃

若是發現自己可能有急性或慢性過敏問題，除了藉由過敏原檢測，還可嘗試「排除飲食」並詳作記錄，譬如說今天吃了五種食物，接著觀察兩天後會不會頭痛或是不舒服，然後先把其中一樣最有可能引發過敏的食品拿掉，例如頭號嫌疑的小麥類食物，藉此得知對哪些食物過敏，進而避免影響身體的正常代謝，恢復血糖平衡。

當人體七大系統功能失調的時候，就會出現一些相應症狀，唯有抽絲剝繭找出各種症狀問題的根源，並深入支持健康的基礎，才能讓身體自己恢復功能和健康。

因此，回到預防的起點，從調整生活型態、改善飲食習慣做起，自源頭啟動身體的自我療癒力！

蒸肉餅

食材＼胡蘿蔔 2 條，甜菜根 1 顆，椰子油 2 匙，薑黃粉、海鹽各適量。

做法＼1、甜菜根和蘿蔔洗淨、削皮，切成小塊，備用。

2、食材放入大碗中，調入椰子油、薑黃粉、海鹽攪拌均勻。

3、食材平鋪於烤盤上，放入烤箱約二十分鐘熟成。

關鍵營養＼椰子油富含中鏈脂肪酸，能開胃、預防心血管疾病。胡蘿蔔養肝明目，甜菜根含有機硝酸鹽，有助降血壓。甜菜紅素（Betacyanin）可減緩失智。

橄欖油拌起司蛋

食材＼橄欖油 2 湯匙，雞蛋 2 顆，鮮奶 30 毫升，起司片 1 片，海鹽適量。

做法＼1、雞蛋、鮮奶和鹽一起攪拌，備用。

2、鍋中倒入橄欖油，再放入蛋液，待凝固成形後，放上起司片，包裹進蛋皮之中，煎至兩面金黃後即成。

關鍵營養＼橄欖油可抗衰老、預防輻射、心腦血管疾病及癌症。雞蛋含有蛋白質、脂肪、卵黃素、卵磷脂、維生素 A、維生素 B 群等營養素，能健腦益智，避免老年人智力衰退。

蝦仁水果拌熟沙拉

食材＼ 蝦仁 8 隻，奇異果 2 顆，蘋果 1 顆，萵苣 50 克，紫高麗菜 20 克，橄欖油 2 湯匙。

做法＼ 1、蝦仁預先炒熟，備用。

2、奇異果和蘋果削皮後，切成小丁，備用。

3、萵苣和紫高麗菜川燙後，稍微撕成小片，備用。

4、所有食材放入大碗中，調入橄欖油和海鹽，拌勻即成。

關鍵營養＼ 蝦子含鎂和蛋白質，能保護心血管系統。奇異果有豐富維他命 C，有助抗氧化。蘋果能預防糖尿病、高血壓，提升記憶力。

鮪魚沙拉饗宴

食材＼ 甜椒（紅黃各 1）2 顆，紫洋蔥（小）1 顆，有機鮪魚罐頭 80 克，熟玉米粒 30 克，橄欖油兩湯匙，檸檬汁、胡椒和海鹽各適量。

做法＼ 1、甜椒清洗後，去蒂去籽，縱向切成片狀，泡水瀝乾後，備用。

2、洋蔥切薄片，泡水瀝乾後，備用。

3、將以上裝入透明大碗中，再撒上胡椒、鹽和玉米粒、鮪魚片。

4、最後再倒入橄欖油、擠上檸檬汁攪拌即成。

關鍵營養＼ 青椒含葉綠素、有機鍺可排毒、抗貧血。紅椒的辣椒紅素可抗氧化。洋蔥可緩解並降低哮喘、過敏症狀。的化學物質。鮪魚富含 Omega-3 脂肪酸、蛋白質等營養成分，可抗發炎，預防自體免疫疾病、癌症等。

椰子油拌地瓜泥

食材 地瓜1顆（約300克），洋蔥1顆，椰子油，海鹽、肉桂粉、荳蔻粉各適量。

做法 1、鍋中倒入椰子油，再放入地瓜和所有食材，開火拌炒。
2、然後再蓋上鍋蓋，悶煮熟爛即成。

關鍵營養 地瓜含豐富纖維質和維他命，能幫助排毒，調節血糖，增強人體免疫力。椰子油富含中鏈脂肪酸，洋蔥含硫化物、槲皮素，有助舒緩氣管過敏。

椰油櫛瓜拌炒鮭魚

食材 鮭魚肉200克，櫛瓜2條，羽衣甘藍100克，酪梨半顆，椰子油2湯匙，黑胡椒和海鹽各適量。

做法 1、鍋中放入椰子油加熱，陸續放入鮭魚肉、櫛瓜、羽衣甘藍。
2、拌炒熟透後，調味即成。

關鍵營養 鮭魚富含不飽和脂肪酸、EPA和DHA，能降低血膽固醇、預防心血管疾病，活化腦細胞。櫛瓜清熱、清暑、解毒，有助改善水腫脹滿、痰喘等症。

豆芽拌炒金針花

食材 乾燥金針花20克，綠豆芽300克，油、鹽、醋、蔥等各適量。

做法 1、金針花用水泡軟，撈出備用。
2、起鍋先放入蔥花爆香，再放入金針花翻炒，半熟時加入豆芽和醋。
3、起鍋前稍微調味，即成。

關鍵營養 通經活絡，清熱通乳。

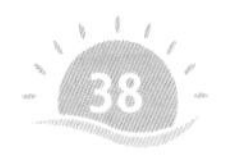

涼拌蘆薈黑木耳

食材 鮮蘆薈200克，黑木耳80克，黃瓜一小段，麻油、醋、鹽、醬油等各適量。

做法 1、蘆薈稍微川燙，撈出切塊，備用。
2、黑木耳洗淨泡水後，切絲備用。
3、黃瓜切絲，備用。
4、將上述材料擺入盤中，澆上醋、麻油、鹽、醬油調成的汁，即成。

關鍵營養 黑木耳富含蛋白質、維生素、纖維素與植物膠原，具有「食物中的阿司匹靈」之稱，可抑制血小板凝聚，保護血管，預防動脈硬化、心腦血管疾病。

枸杞鮮蔬拌麻油

食材\ 甜椒1顆，菠菜1把，枸杞20克，麻油和鹽巴適量。

做法\ 1、菠菜洗淨後切斷，再用熱水川燙撈起，備用。
2、甜椒切成小塊，備用。
3、以上食材一起放入碗中，加入麻油、鹽巴，最後灑上枸杞，即成。

關鍵營養\ 甜椒富含 β-胡蘿蔔素，具有強大抗氧化能力。菠菜含有豐富的維他命C、胡蘿蔔素、蛋白質、礦物質、鈣、鐵等營養，具有補血、止血、延緩細胞老化與保護眼睛的作用。

芝麻油炒菠菜

食材\ 菠菜600克，烤黑芝麻10克，紅糖、香油各適量。

做法\ 1、黑芝麻搗成粉末，備用。
2、起鍋，放入洗淨菠菜清炒，變軟後取出備用。
3、鍋中加入紅糖，待融化後再放入炒好的菠菜，拌勻後盛盤，再撒上芝麻粉即成。

關鍵營養\ 菠菜補血止血、利五臟、通腸胃；黑芝麻滋補、通便、解毒。

烹調方式—泡
食材放入鹽水、糖水，或酒水等醬汁中浸泡、慢釀，如鹽水泡及糖醋泡。

三絲泡麻醬

食材\ 白蘿蔔 1 條，紅蘿蔔 1 條，海帶 30 克，蒜末、醬油、麻油、海鹽各適量。

做法\ 1、白蘿蔔、紅蘿蔔洗淨後，刨成絲，備用。
2、海帶切成細絲，放入熱水川燙 20 秒，備用。
3、以上食材放入大碗，調入蒜末、醬油、麻油、海鹽拌勻。
4、將食材放於大碗，封上保鮮膜冰鎮一小時，即成。

關鍵營養\ **蘿蔔具清熱生津、涼血止血、開胃健脾之效。 海帶能清腸排便，維持腸道環境健康。此方有助預防甲狀腺腫大。**

醬泡海帶銀耳

食材\ 海帶 80 克，銀耳 100 克，蒜末、醬油、麻油、海鹽各適量。

做法\ 1、銀耳泡發後，切成細長絲，備用。
2、海帶切絲，備用。
3、以上食材放入熱水川燙，再放入大碗。
4、調入蒜末、醬油、麻油、海鹽拌勻，封上保鮮膜冰鎮一小時，即成。

關鍵營養\ **海帶能清腸排便，維持腸道環境健康。此方有助預防甲狀腺腫大。銀耳有助胃腸蠕動，減少脂肪吸收。**

糖醋生拌黃瓜

食材 黃瓜 1 條，紅糖六克，陳醋四克。

做法 1、黃瓜去皮切片，備用。
2、放入大碗中，調入紅糖與醋涼拌，即成。

關鍵營養 黃瓜含有維生素 A、維生素 B 群、C、醣類、膳食纖維、鈣、鉀、磷等營養素，有助清熱，解毒，利尿。

豆腐杏仁釀

食材 杏仁 50 克，豆腐 50 克，蜂蜜 10 克，糖適量。

做法 1、杏仁洗淨以熱水浸泡，去皮後磨碎，備用。
2、豆腐中間挖去一塊，填入杏仁末，注入蜂蜜。
3、稍微留意餡料多寡，保持豆腐外型。
4、熱鍋後，逐一放入杏仁豆腐塊，煎至微黃時，翻面續煎，取出備用。
5、另取湯鍋加水煮沸，放入煎好豆腐，慢火釀泡，最後調味即成。

關鍵營養 杏仁潤腸養陰，豆腐利水清熱，二者相加有生津潤燥、美容潤膚、清新口氣之效。

桂花蜜釀蓮藕

食材 \ 蓮藕 100 克，桂花（醬）30 克，冰糖適量。

做法 \ 1、蓮藕洗淨，削皮後切成細薄片，放入水中煮沸。
2、然後加入適量冰糖，最後放入桂花或桂花醬泡煮。
3、關火待涼後，再移入冰箱，冰鎮後即可食用。

關鍵營養 \ 蓮藕富含維生素 B、C、焦性兒茶酚、鉀、鐵、膳食纖維、丹寧酸等，有助抗氧化、清熱解暑。桂花性溫、味辛，入肺、大腸經，有助溫中散寒、暖胃止痛。

烹調方式─焗

食物調味後以錫箔紙包妥，放入炒鹽熱鍋中或烤箱中，慢燒（烤）至熟成。

橄欖油烤焗高麗菜

食材 \ 高麗菜 200 克，酪梨半顆，初榨橄欖油 2 湯匙，椰子油、大蒜、胡椒粉、海鹽各適量。

做法 \ 1、大蒜打成蒜末，高麗菜清洗後切段，備用。
2、以上食材放入大碗中，調入海鹽、橄欖油一起攪拌。
3、最後鋪在烤盤上（烤盤塗抹椰子油），15 分後翻面，再烤 15 分鐘即成。

關鍵營養 \ 大蒜含蒜素、有機硫化物，可提升免疫細胞活性。高麗菜含豐富膳食纖維，維生素 U 則是抗潰瘍因子，能修復黏膜細胞，吲朵素（indole）可預防肺癌和食道癌。酪梨富含單元不飽和脂肪酸，有助抗氧化，提升免疫細胞活性。但甲狀腺、消化功能不佳，以及脾胃虛寒、腹瀉者，避免大量食用高麗菜。

焗烤奶油南瓜

食材\ 奶油南瓜 1 顆，椰子油 2 湯匙，薑黃粉適量。

做法\ 1、奶油南瓜削皮、去籽，切成小塊，備用。
2、以上食材放入大碗中，混合椰子油和薑黃粉一起攪拌。
3、將其鋪在烤盤上，烘烤約 30 分鐘即成。

關鍵營養\ **椰子油富含中鏈脂肪酸，能開胃、預防心血管疾病。南瓜能保護胃粘膜。黃色蔬果富含維生素 A 和 D，維生素 A 能防止胃炎、胃潰瘍等疾；維生素 D 有促進鈣、磷吸收作用，預防佝僂病、中老年骨質疏鬆症。**

烹調方式—**煨**
食物放入鍋中，採小火慢燉成濃稠湯汁狀。

鷹嘴豆燉湯飯

食材\ 鷹嘴豆 80 克，粳米 50 克，馬鈴薯 20 克，青花菜 20 克，花椰菜 20 克，橄欖油、蒜頭、黑胡椒、醬油、高湯和海鹽各適量。

做法\ 1、鷹嘴豆洗淨，浸泡一晚，放入電鍋蒸熟後，備用。
2、馬鈴薯切小塊，取熱鍋，倒入橄欖油，放入蒜頭爆香，再放馬鈴薯、熟粳米一同拌炒。
3、最後，加入適量高湯悶煮，再放入青花菜和花椰菜，待熟透後調味即成。

關鍵營養\ **鷹嘴豆有助降低血糖、抗衰老，和預防癌細胞增殖。馬鈴薯被稱作「大地的蘋果」，含有豐富的維他命 C、鈣、蛋白質等。**

羅勒椰雞煨飯

食材＼ 雞肉 200 克，蘑菇 150 克，粳米 100 克，橄欖油 2 湯匙，洋蔥 50 克，九層塔 10 克，大蒜、胡椒、高湯、海鹽適量。

做法＼ 1、蘑菇洗淨、切小丁，備用。

2、取熱鍋倒入橄欖油，放入蒜頭爆香，再放雞肉拌炒。

3、陸續放入粳米、洋蔥丁，加適量高湯悶煮，待熟透後調味即成。

關鍵營養＼ 雞肉含有蛋白質、維生素 A、維生素 B 群、鈣、磷、等營養素。蘑菇含人體必需氨基酸、礦物質、維生素等，有助健脾開胃。

海參煨羊肉

食材＼ 羊肉 150 克，海參 100 克，洋蔥 1 顆，紅蘿蔔（小）1 條，蒜頭、醬油、海鹽各適量。

做法＼ 1、羊肉洗淨川燙，備用。

2、海參泡發川燙後，切塊備用。

3、紅蘿蔔切丁，洋蔥切細長條，備用。

4、起鍋冷油爆炒蒜蔥，再放入所有食材慢煨，待熟透後調味即成。

關鍵營養＼ 羊肉有助促進血液循環、加強禦寒能力。海參素，潤燥溫補，幫助提高人體免疫力、抗癌殺菌作用。

金針花清滷肉絲

食材＼豬肉絲 80 克，金針花 80 克，泡發香菇絲 10 克，蒜、蔥、醬油、海鹽各適量。

做法＼1、起鍋冷油爆炒蒜蔥，再倒入豬肉絲、香菇絲、金針花一起醬滷。
2、熟透後調味，即成。

關鍵營養＼金針花含大量蛋白質及鐵質，清利溼熱、清心安神，有助止血消腫，緩解憂鬱情況。

蘿蔔滷牛肉

食材＼牛肉 600 克，紅白蘿蔔各 1 條，鰹魚粉、蒜頭、薑片、海鹽各適量。

做法＼1、牛肉洗淨切大塊狀，紅白蘿蔔削皮切大塊，備用。
2、取陶鍋放入所有食材，再加適量高湯、醬油、味醂等調味，慢滷一小時，待熟爛後即成。

關鍵營養＼牛肉含有豐富蛋白質、脂肪、維生素 A、維生素 B 群、鐵、鋅等營養素，有助滋養脾胃。胡蘿蔔富含 β- 胡蘿蔔素、維生素 B_1、B_2、C、D、E、K 及葉酸，有助身體抗氧化。

豆豉滷花椒魚

食材 草魚1條（約200克），豆豉10克，花椒5克，醬油、薑、蒜、蔥、米酒，鹽各適量。

做法 1、草魚洗淨去內臟，切塊醃製，備用。

2、將食材放入鍋中稍微煎至微黃，加入適量水醬汁和其他食材，滷至熟透即成。

關鍵營養 豆豉含有蛋白質、脂肪，有助預防血栓助、降低血壓。草魚含有維生素A、C、及豐富的蛋白質和微量元素。

黑豆滷羊腰

食材 黑豆30克，羊腰1顆。

做法 1、羊腰切薄片，備用。

2、將羊腰薄片和黑豆一起放入陶鍋，加入適量清水，滷煮一個小時，即成。

關鍵營養 羊肉富含蛋白質、維生素B_1、B_2、E、鐵、鈣、磷等營養素。黑豆含有不飽和脂肪酸、礦物質、磷等，有助健腦益智。

香筍燜鮮魚

食材\ 鱸魚 1 條（約 300 克），冬筍 60 克，香菇 50 克，川貝母 10 克，鹽、薑、蔥適量。

做法\ 1、鱸魚去鱗除內臟，洗淨備用，

2、香菇泡軟切半，冬筍切小塊，備用。

3、以上食材和川貝母、薑蔥等一起放入陶鍋燜煮，採文火或清蒸一個半小時，關火調味即成。

關鍵營養\ 鱸魚富含 OMEGA-3 脂肪酸，可阻止血液凝結、減少血管收縮及降低三酸甘油酯等，其中 EPA 成分對心臟血管特別有益，可以防止血管硬化，DHA 則有助補腦。

蘿蔔燜炒醋黑豆

食材\ 蘿蔔 1 個，醋豆 100 克，薑、蔥適量。

做法\ 1、蘿蔔切塊，薑、蔥下鍋爆香。

2、隨後放入蘿蔔塊，待食材燜煮七成熟左右，再放入醋豆，加適量清水，蓋鍋燜煮 30 分鐘，調味即成。

關鍵營養\ 蘿蔔富含 β- 胡蘿蔔素、維生素 B_1、B_2、C、D、E、K 及葉酸，有助身體抗氧化。黑豆含有不飽和脂肪酸、礦物質、磷等，有助健腦益智。

蒜香燜炒綠花椰

食材＼ 花椰菜 450 克、黑木耳 80 克、紅蘿蔔 30 克、蒜片 5 瓣、鹽適量。

做法＼ 1、黑木耳洗淨，泡水後切絲，備用。
2、花椰菜洗淨，依梗分切小塊，備用。
3、紅蘿蔔刨皮後，切成細條絲，備用。
4、起鍋，先用蒜頭爆香，再放入材料一起拌炒，熟透後調味即成。

關鍵營養＼ 花椰菜被推崇為超級保健食物，富含的維生素 K、U，有效防止胃潰腸和十二指腸潰瘍，亦能預防癌症，還有助預防視網膜黃斑退化、心臟病發作、中風、和糖尿病併發症。黑木耳涼血止血，潤肺益胃，益氣補血。紅蘿蔔富含 β- 胡蘿蔔素、維生素等，有助身體抗氧化。

番茄燜蛋

食材＼ 番茄 3 顆，雞蛋 2 顆，味醂、黑醋、薄鹽醬油各適量。

做法＼ 1、雞蛋打散，加入鹽攪拌，備用。
2、番茄洗淨切成小塊，備用。
3、將蛋液倒入鍋中，待蛋皮成形後，再放入番茄塊，並和入味醂、黑醋、薄鹽醬油燜煮，帶湯汁收乾即成。

關鍵營養＼ 番茄富含茄紅素和 β—胡蘿蔔素，有助防癌和抗氧化。雞蛋含有蛋白質、脂肪、卵黃素、卵磷脂、維生素 A、維生素 B 群等營養素，能健腦益智，避免老年人智力衰退。

玉竹燜雞

食材\ 烏骨雞 1 隻，玉竹 60 克，南沙參 40 克，薑、蔥約 10 克，其他調料如鹽等根據個人口味酌量添加。

做法\ 1、烏骨雞洗淨除內臟，川燙備用。
2、將沙參、玉竹用活水沖洗乾淨，備用。
3、薑、蔥等調料洗淨、切好，備用。
4、將蟲草、薑蔥一起填入雞腹之中，放入蒸煮所用容器內，用文火燜煮一個半小時，待鴨肉熟爛後，加入調料即成。

關鍵營養\ 雞肉含有蛋白質、維生素 A、維生素 B 群、鈣、磷、等營養素。玉竹富含多糖、維他命A等，有養陰，潤燥，除煩之效。

肉桂黑糖薑茶

食材\ 肉桂 10 克，薑粉 5 克，黑糖適量。

做法\ 1、以上食材洗淨，備用。
2、放入陶鍋中，放入沸水，燜泡半小時即成。

關鍵營養\ 肉桂可暖胃去寒，據研究有有降血糖之功效。黑糖含有礦物質、微量營養，但仍不建議過量。

附錄一

七大系統自覺症狀評估的健康問卷（男女別 / 身體部位別）

資料彙編 / 歐瀚文醫師

本問卷以七大系統為面向，並用症狀來協助評估身體是哪個系統出現問題。

在完成問卷後，可以算算落在哪個系統的打勾數目最多，以及了解嚴重程度 。

藉由此項問卷，可以了解身體的大致問題，再尋求醫療專業協助。

若發現某一系統的打勾數以及程度幾乎都落在嚴重時，請儘速尋求醫療協助。

男生版

請就下列各方面，勾選在三個月內自覺發生症狀：

頭 / 腦力方面	沒有	輕微	中等	嚴重
頭昏眼花、頭痛				
猶豫不決，難下決定				
記憶力變差				
注意力難以集中				
思慮變慢				
眼睛	**沒有**	**輕微**	**中等**	**嚴重**
視力模糊不清 / 衰退 (近視或遠視除外)				
夜間視力不清				
眼睛乾澀疲勞				

畏光				
有眼袋或黑眼圈				
眼睛浮腫				
眼睛癢				
鼻子	沒有	輕微	中等	嚴重
打噴嚏				
鼻塞				
流鼻水				
鼻竇有問題				
打鼾				
耳朵	沒有	輕微	中等	嚴重
耳鳴				
耳朵有感染，耳朵痛				
耳朵流膿				
聽力喪失				
口腔	沒有	輕微	中等	嚴重
口腔型皰疹				
潰瘍				
牙齒有蛀牙，尚未處理				
牙齒有金屬（汞）補蛀牙				
味嗅覺遲鈍				
心臟	沒有	輕微	中等	嚴重
心跳不規則或不連續				
心跳快速或心悸				
肺 / 喉嚨	沒有	輕微	中等	嚴重
呼吸急促				
氣喘				
胸悶 / 胸痛				
口腔及喉嚨乾燥				
咳嗽				

慢性咳嗽（超過三個月）				
喉嚨痛、頸部或腋下疼痛淋巴腺腫大				
扁桃腺腫大				
免疫功能方面	沒有	輕微	中等	嚴重
經常感染疾病或不舒服				
容易感冒				
過敏（皮膚、呼吸道等方面）				
消化情形	沒有	輕微	中等	嚴重
消化不良				
腹脹／脹氣				
胃灼熱感／胃痛				
噁心或嘔吐				
便秘				
腹瀉				
胃酸逆流				
最近三個月體重				
增加：　　公斤　　減輕：　　公斤				
頭髮／皮膚	沒有	輕微	中等	嚴重
頭髮乾燥、掉髮				
皮膚乾癢、掉皮屑				
異位性皮膚炎				
溼疹				
紅疹				
痤瘡（青春痘）				
膚色暗沈				
傷口不易癒合				
四肢冰冷				
多汗或夜間盜汗				
指甲太軟有斑點				

水腫				
關節 / 肌肉	沒有	輕微	中等	嚴重
身高變矮				
易扭傷				
關節痛				
關節炎				
痛風				
肌肉痙攣 / 疼痛				
肌肉無力或疲倦				
排泄功能	沒有	輕微	中等	嚴重
頻尿				
排尿困難				
排尿時間延長				
尿失禁				
反覆發生尿道感染 / 膀胱炎				
糞便有粘液				
糞便鬆軟不成形				
血便				
荷爾蒙及性功能方面	沒有	輕微	中等	嚴重
熱潮紅				
前列腺肥大				
性慾降低或性冷感				
勃起困難				
勃起後不夠堅硬				
	很滿意	滿意	尚可	待加強
行房次數，您覺得				
性的互動與關係				

女生版

請就下列各方面，勾選在三個月內自覺發生症狀：

頭 / 腦力方面	沒有	輕微	中等	嚴重
頭昏眼花、頭痛				
猶豫不決，難下決定				
記憶力變差				
注意力難以集中				
思慮變慢				
眼睛	沒有	輕微	中等	嚴重
視力模糊不清 / 衰退 (近視或遠視除外)				
夜間視力不清				
眼睛乾澀疲勞				
畏光				
有眼袋或黑眼圈				
眼睛浮腫				
眼睛癢				
鼻子	沒有	輕微	中等	嚴重
打噴嚏				
鼻塞				
流鼻水				
鼻竇有問題				
打鼾				
耳朵	沒有	輕微	中等	嚴重
耳鳴				
耳朵有感染，耳朵痛				
耳朵流膿				
聽力喪失				
口腔	沒有	輕微	中等	嚴重
口腔型皰疹				

潰瘍				
牙齒有蛀牙，尚未處理				
牙齒有金屬 (汞) 補蛀牙				
味嗅覺遲鈍				
心臟	沒有	輕微	中等	嚴重
心跳不規則或不連續				
心跳快速或心悸				
肺 / 喉嚨	沒有	輕微	中等	嚴重
呼吸急促				
氣喘				
胸悶 / 胸痛				
口腔及喉嚨乾燥				
咳嗽				
慢性咳嗽 (超過三個月)				
喉嚨痛、頸部或 腋下疼痛淋巴腺腫大				
扁桃腺腫大				
免疫功能方面	沒有	輕微	中等	嚴重
經常感染疾病或不舒服				
容易感冒				
過敏 (皮膚、呼吸道等方面)				
消化情形	沒有	輕微	中等	嚴重
消化不良				
腹脹 / 脹氣				
胃灼熱感 / 胃痛				
噁心或嘔吐				
便秘				
腹瀉				
胃酸逆流				
最近三個月體重				
增加：　　　公斤　　　減輕：　　　公斤				

頭髮 / 皮膚	沒有	輕微	中等	嚴重
頭髮乾燥、掉髮				
皮膚乾癢、掉皮屑				
異位性皮膚炎				
溼疹				
紅疹				
痤瘡（青春痘）				
膚色暗沈				
傷口不易癒合				
四肢冰冷				
多汗或夜間盜汗				
指甲太軟有斑點				
水腫				
關節 / 肌肉	沒有	輕微	中等	嚴重
身高變矮				
易扭傷				
關節痛				
關節炎				
痛風				
肌肉痙攣 / 疼痛				
肌肉無力或疲倦				
排泄功能	沒有	輕微	中等	嚴重
頻尿				
排尿困難				
排尿時間延長				
尿失禁				
反覆發生尿道感染 / 膀胱炎				
糞便有粘液				
糞便鬆軟不成形				
血便				

荷爾蒙及性功能方面	沒有	輕微	中等	嚴重
熱潮紅				
月經週期不規則				
經痛、骨盆疼痛				
乳房疼痛 / 腫脹				
性慾降低或性冷感				
陰道乾燥				
行房時有痛楚感				
異常陰道出血				
	很滿意	滿意	尚可	待加強
行房次數，您覺得				
性的互動與關係				

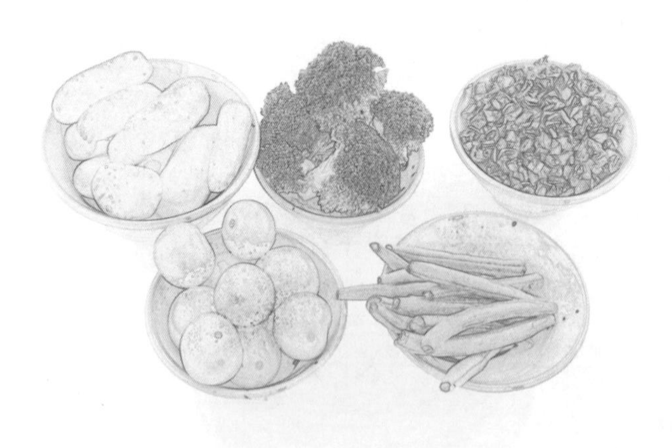

附錄二

好療「鬱」！情緒壓力自我檢測表

資料彙編 / 歐瀚文醫師

高度生活壓力之中，是否覺得心已疲憊，隨時感到充滿壓力、喘不過氣？

試著整理最近的情緒，回想壓力來源，以及疲勞開始的那天，同時開始填寫下方的問卷。

情緒及壓力自我檢測表，試著將你過去持續的負面情緒以及壓力，以勾選的方式呈現，量化出情緒和壓力指數，了解現在的自己，是否已經過度緊繃了。

請就下列各方面，勾選在三個月內自覺發生症狀：

體能及情緒	沒有	輕微	中等	嚴重
容易疲勞虛弱，沒精神				
昏沈想睡				
難以入眠或失眠				
緊張、焦慮				
煩悶、坐立不安				
情緒不穩定				
暴躁易怒				
沮喪、憂鬱				
想哭泣或哭不出來				
對將來感到毫無希望				
覺得自己很沒用				
缺乏自信				

討厭自己				
有自殺的念頭				
對件何事物或喜愛的事物都失去興趣				

得分和結果說明：

沒有症狀：0分；輕微症狀：1分；中等症狀：2分；嚴重症狀：3分。

· 分數大於10分：輕度情緒壓力，建議適時放鬆。

· 分數大於15分：中度情緒壓力，請在近期內尋求專業醫療協助。

· 分數大於20分：重度情緒壓力，請立即尋求醫療協助。

慢性疲勞症	沒有	輕微	中等	嚴重
日常生活之活動力降低				
廣泛性頭痛				
全身肌肉無力、肌肉酸痛				
遊走性非發炎之關節痛				
睡眠障礙（失眠或嗜睡）				
輕度發燒（37.5℃ - 38.5℃）				
喉嚨痛、頸部或腋下疼痛性淋巴腺腫大				
持續達六個月以上或反覆之虛弱疲勞感，且無法因臥床休息而緩解				
出現精神或神經症狀，如畏光、暫時性視盲、健忘、躁動、思考力衰退、注意力不集中、憂鬱				

得分和結果說明：

沒有症狀：0分；輕微症狀：1分；中等症狀：2分；嚴重症狀：3分。

· 分數大於10分：輕度情緒壓力，建議適時放鬆。

· 分數大於15分：中度情緒壓力，請在近期內尋求專業醫療協助。

· 分數大於20分：重度情緒壓力，請立即尋求醫療協助。

附錄三

超排毒！代謝平衡的核心飲食計劃

資料彙編／歐瀚文醫師

「核心食物表」是邁向健康飲食的第一步，同時省視過去自己的飲食。

因此，以下這份核心飲食的飲食計劃，是由目前已研究的許多健康飲食所彙整而成，其中包括地中海飲食（Mediterranean Diet）、原始人飲食（Paleo Diet）等，其中的核心精神在於低量澱粉的攝取。

「核心食物表」的設計，幫助身體排毒、淨化，提升代謝自癒力和整體性的健康與平衡，大致上有四大重點：

一、重建健康飲食的核心原則。

二、維持健康。

三、預防疾病。

四、了解自己的飲食狀況。

此計劃表可依個人的喜好選擇而作調整，素食者也可以使用此食物表作適當規劃。

熱量和食物份量的計算方式：

一、請先根據「衛生福利部國民健康署」所提供每人活動量，以及為了調整體重至健康體重，計算出自己的每日建議攝取熱量。

二、進一步對照「核心食物表」後，了解每種食物種類建議的份數。

三、「核心食物表」上每個框框就代表一份，例如：「奶類一杯」即代表一份乳製品。

四、以每日所需熱量1800至2200大卡為例，對照表格中的說明——「脂質&油類每日建議攝取四份」，即代表可在該類中勾選四格。

每人每日的熱量需求建議的計算方式：

（「衛生福利部國民健康署」網站資料，依照每天的活動量——輕度工作、中度工作、重度工作等，利用該公式計算出每個人不同的所需熱量。）

每天活動量	體重過輕者所需熱量	體重正常者所需熱量	體重過重、肥胖者所需熱量
輕度工作	35大卡X目前體重（公斤）	30大卡X目前體重（公斤）	20-25大卡X目前體重（公斤）
中度工作	40大卡X目前體重（公斤）	35大卡X目前體重（公斤）	30大卡X目前體重（公斤）
重度工作	45大卡X目前體重（公斤）	40大卡X目前體重（公斤）	35大卡X目前體重（公斤）

*評估個人健康體重：

身體質量指數（BMI）= 體重（Kg）／身高（M）^{2}

（請同步參考本書PART 2「各年齡層和理想體重／BMI對照表（男女）」，頁150。）

食物份量和比例對照表：

卡路里（Calorie） 食物種類（份數）	1000-1200	1200-1400	1400-1800	1800-2200
蛋白質	200 克	200-255 克	255-280 克	280-340g
豆類	1	1	1-2	2-3
乳製品／替代品	0-1	1	1-2	2-3
堅果&種子類	2	2	2-3	3-4
脂質&油類	2-3	3-4	4	4
蔬菜（非澱粉類）	5	5-7	7-8	8-10
蔬菜（澱粉類）	0-1	1	1	1
水果	1-2	2	2	2
全穀類	1	1	1-2	2

蛋白質 主要營養素：蛋白質	
每天可食用份數：	
動物性蛋白質	
□ 青花魚類：秋刀魚、虱目魚、鯖魚 – ½ 手掌（35g）	
□ 遠洋魚類：鮭魚 – ½ 手掌（35g）	
□ 蝦類 – 30g	
□ 貝類 – 60g	
□ 花枝章魚 – 50 g	
□ 1 個全蛋或 2 個蛋白	
□ 肉類：牛肉、豬肉、羊肉、鹿肉、其他野生動物肉 –½ 手掌（35g）	
□ 去皮家禽類：雞肉、鴨肉 –½ 手掌（35g）	
植物性蛋白質	
□ 生黃豆 – 20g	□ 生黑豆 – 25g

☐ 帶皮毛豆 – 60 g	☐ 天貝 – 30 g
☐ 傳統豆腐 – 2 方格（80 g）	☐ 嫩豆腐 – 半盒（140 g）
☐ 油豆腐 – 2 塊三角形（55 g）	☐ 臭豆腐 – 50 g
☐ 五香豆干 – 35 g	☐ 豆皮／豆包 – 30 g
☐ 干絲、百頁、百頁結 – 30 g	
＊最好選用精瘦的、非牧場圈養、食用天然牧草、有機飼料的肉品；非基因改造的植物性蛋白質及野生的魚類。 ＊ 35g 的份量 = 55-75 大卡，5 – 7g 蛋白質，3 – 5g 脂肪，0 – 4g 醣類。平均蛋白質份數 3 – 4 份（一個手掌大小）	

豆類 主要營養素：蛋白質／醣類
每天可食用份數：
☐ 生的乾紅豆、綠豆、花豆 – 20 g
☐ 煮熟的紅豆、綠豆、花豆 – 60 g
☐ 生豌豆仁 – 45 g
☐ 皇帝豆 – 65 g
＊最好選用有機、非基改。 ＊ 1 份 =110 大卡，含 15g 醣類和 5g 蛋白質

乳製品 & 替代品 主要營養素：蛋白質／醣類
每天可食用份數：
乳製品
☐ 奶類：牛奶、羊奶 – 1 杯（240 毫升）
☐ 優酪乳 – 175 毫升
☐ 低脂羊乳費他起司 – 2 片（45 g）
☐ 帕馬森乾酪 – 2 湯匙
☐ 原味優格 – 230 毫升
☐ 原味希臘優格 – 180 毫升
乳製品替代物
☐ 植物奶類：杏仁奶、椰奶、亞麻仁奶、榛果奶、大麻仁奶、燕麥奶、豆奶 – 1 杯（240 毫升）
☐ 優格：椰子或大豆發酵 – 約 120–180 毫升

* 選擇無糖、有機的為佳。 * 1 份乳製品 = 90 – 150 大卡，含 12g 醣類，7g 蛋白質。 1 份乳製品替代物 = 25 – 90 大卡，含 1 – 4g 醣類，1–9g 蛋白質。	
堅果 & 種子類 主要營養素：蛋白質／脂肪	
每天可食用份數：	
☐ 杏仁 – 6 個	☐ 巴西豆 – 2 個
☐ 腰果 – 6 個	☐ 奇亞籽 – 1 湯匙
☐ 乾燥椰子 – 3 湯匙	☐ 研磨的亞麻籽 – 2 湯匙
☐ 榛果 – 5 個	☐ 大麻籽 – 1 湯匙
☐ 堅果仁奶油 – ½ 湯匙	☐ 花生 – 10 個
☐ 胡桃 – 4 瓣	☐ 松子 – 1 湯匙
☐ 開心果 – 16 個	☐ 南瓜籽 – 1 湯匙
☐ 芝麻 – 1 湯匙	☐ 夏威夷豆 – 1 湯匙
☐ 葵花籽 – 1 湯匙	☐ 核桃 – 4 瓣
* 最好不添加糖、不添加鹽、有機的。 * 1 份 = 45 大卡，含 5g 脂肪。	
脂質 & 油類 主要營養素：脂肪	
每天可食用份數：	
☐ 酪梨 – 2 湯匙	
☐ 奶油 – 1 茶匙或 2 茶匙攪打	
☐ 黑巧克力 – 可可含量 70% 以上 – 1 盎司	
☐ 鐵罐裝原味椰奶 – 1½ 湯匙	
☐ 鐵罐裝淡味椰奶 – 3 湯匙	
☐ 酥油 – 1 茶匙	
☐ 半脂奶油 – 1 茶匙	
☐ 不添加糖的美乃滋 – 1 茶匙	
☐ 用好油製成的沙拉醬 – 1 湯匙	
☐ 烹飪油：酪梨油、芥花油、椰子油（初榨）、葡萄籽油、橄欖油（特級初榨）、玄米油 – 1 茶匙	

□ 沙拉或涼拌用油：杏仁油、亞麻籽油、葡萄籽油、大麻籽油、橄欖油（特級初榨）、南瓜籽、高油酸紅花籽油、芝麻油、高油酸葵花籽油、核桃油 – 1 茶匙
□ 黑色或綠色橄欖 – 8 個
＊最好選用最少加工、冷壓、有機、非基因改造的油脂。 ＊ 1 份 = 45 大卡，含 5g 脂肪。 ＊備註：營養素含量是依據每種食物分類中多樣食物的平均含量。每日飲食建議量應由健康管理人員謹慎評估。

蔬菜 非澱粉類 主要營養素：醣類	
每天可食用份數：	
□ 芝麻菜	□ 蘆筍
□ 竹筍、桂竹筍、麻竹筍、筊白筍、玉米筍	□ 甜菜（塊狀）
□ 豆薯	□ 大頭菜
□ 洋蔥	□ 紅蔥頭
□大蒜	□ 青蔥
□ 韭菜	□ 薑
□ 胡蘿蔔	□ 白蘿蔔
□ 櫻桃蘿蔔	□ 小白菜
□ 綠花椰菜	□ 白花菜
□ 大白菜	□ 高麗菜
□ 青江菜	□ 芥藍菜
□ 水甕菜	□ 芹菜
□ 香菜	□ 九層塔
□ 台灣原生菜：地瓜葉、皇宮菜、紅鳳菜、水蓮、龍鬚菜、山茼蒿、角菜、金針、過貓、川七、山蘇	
□ 茄子	□ 所有種類的萵苣：A仔葉、大陸妹
□ 西洋菜	□ 菠菜

□ 莧菜、紅莧菜	□ 食用蔬菜苗：青花苗、高麗菜苗
□ 所有種類的芽菜：苜蓿芽、豌豆嬰	□ 菇類：木耳、杏鮑菇、香菇、金針菇、猴頭菇
□ 秋葵	□ 所有種類的椒類
□ 所有海菜類	□ 甜豆／荷蘭豆
□ 四季豆	□ 瓜類：大黃瓜、小黃瓜、蒲瓜、絲瓜、冬瓜、苦瓜、佛手瓜
□ 大番茄	□ 番茄汁－¾ 杯
□ 蔬菜汁－¾ 杯	□ 發酵蔬菜：泡菜、酸黃瓜、德國泡菜等
＊選用有機、非基改的水果、蔬菜、香草和香料為佳。 ＊ 1 份 =½ 杯煮熟的，或 1 杯生的 =25 大卡，含 5 g 醣類。	
蔬菜 & 澱粉類 主要營養素：醣類	
每天可食用份數：	
□ 荸薺－100 g	□ 玉米段－110 g
□ 生山藥－110 g	□ 芋頭－55g
□ 蓮藕－100 g	□ 菱角－50g
□ 栗子－50g	□ 南瓜，塊狀－1 杯（135 g）
□ 馬鈴薯：紫色、紅色、黃色－½ 個中型	
□ 馬鈴薯泥－½ 杯	□ 地瓜－½ 個中型（55 g）
＊選擇不添加糖的為佳。 ＊ 1 份 = 80 大卡，含 15 克醣類。	
水果 主要營養素：醣類	
每天可食用份數：	
□ 蓮霧－3 個	□ 土芭樂／葫蘆芭樂－1 個
□ 柿子－½ 個	□ 鳳梨－¾ 杯
□ 釋迦－½ 個小型	□ 龍眼－13 顆
□ 荔枝－9 顆小型	□ 楊桃－¾ 個

□ 枇杷－6 個	□ 帶皮紅西瓜－1 片 350 g
□ 粗梨／橫山梨－1 個小型	□ 沙梨／水梨－¾ 個
□ 鴨梨－¼ 個小型	□ 西洋梨－1 個小型
□ 香蕉－½ 個中型	□ 芭蕉－1 根
□ 蘋果－1 個小型	□ 橘子－2 個小型
□ 梅乾－3 個	□ 葡萄乾－2 大匙
□ 果乾（不加糖）－2 大匙	□ 柳橙－1 個小型
□ 白柚－3 片	□ 葡萄柚－½ 個
□ 檸檬－1½ 個	□ 木瓜－⅓ 個
□ 香瓜／甜瓜－½ 個	□ 哈密瓜類－2/5 個
□ 芒果－½ 個小型	□ 葡萄－15 顆
□ 百香果－2 個小型	□ 紅石榴籽－½ 杯
□ 奇異果－1 個中型	□ 聖女番茄－20 個
□ 綠棗－3 個小型	□ 櫻桃－12 顆
□ 桃子－1 個小型	□ 水蜜桃－1 個小型
□ 李子－2 個小型	□ 覆盆子－1 杯
□ 藍莓－¾ 杯	□ 草莓－1¼ 杯
＊選用有機、非基改的水果、蔬菜、香草和香料為佳。 ＊ 1 份 =60 大卡，含 15g 醣類。	
全穀類（100%） 主要營養素：醣類	
每天可食用份數：	
無麩質	
□ 糯米、小米、米 （印度香米、黑米、糙米、紫米、紅米、野米）－¼ 碗	
□ 稀飯－½ 碗	□ 米粉－¼ 碗
□ 米苔目、冬粉－⅓ 碗	□ 薏仁、紅豆、綠豆－¼ 碗
□ 燕麥－½ 杯	□ 莧籽－⅓ 杯
□ 蕎麥／蕎麥片－½ 杯	□ 藜麥－½ 杯
□ 高粱－⅓ 杯	□ 苔麩－¾ 杯

含麩質	
□大麥、庫斯庫斯、斯佩爾特小麥 – ⅓ 杯	
□ 布格麥、卡姆小麥 – ½ 杯	
□全麥穀類製品 – ½ 杯	
其他	
□ 麵包、吐司 – 1 片小型	□黑麥蘇打餅乾 – 4 個
□ 烘烤酥脆穀 – 3 湯匙	□ 什錦果生穀片 – ½ 杯
□ 熟麵條 – ½ 碗	□ 饅頭 – ¼ 個
□ 蘿蔔糕 – 50 g	□ 皮塔餅 – ½ 個
□ 墨西哥薄餅 – 1 片，6 吋	
*選擇不添加糖的、發芽的、有機的為佳。 *所有穀類份量是煮熟後的量。 * 1 份 = 75–110 大卡，含 15 克醣類。	

飲品、辛香料 & 調味品
□ 過濾水
□ 氣泡水／礦泉水
□ 新鮮果汁／蔬菜汁
□ 椰子水
□ 咖啡
□ 茶（紅茶、綠茶、烏龍茶）
□ 無咖啡因茶（香草茶、穀物茶、花茶）
□ 所有香草、辛香料
□ 調味品（檸檬／萊姆汁、味噌、醬油、醋）– 少量使用，建議每份為 1 大匙或更少
*選擇不添加糖的為佳。

國家圖書館出版品預行編目 (CIP) 資料

血糖代謝自癒力：不生病的營養健康療方 / 歐瀚文, 汪立典編著. -- 第一版. -- 臺北市：博思智庫，民 106.12 面；公分

ISBN 978-986-95223-6-6(平裝)

1. 健康法 2. 健康飲食 3. 營養

411.1 106021962

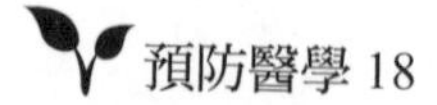

血糖代謝自癒力
不生病的營養健康療方

編　　著 | 歐瀚文、汪立典
執行編輯 | 吳翊逸
專案編輯 | 胡梭
資料協力 | 陳瑞玲
美術設計 | 蔡雅芬
行銷策劃 | 李依芳

發 行 人 | 黃輝煌
社　　長 | 蕭艷秋
財務顧問 | 蕭聰傑
出 版 者 | 博思智庫股份有限公司
地　　址 | 104 台北市中山區松江路 206 號 14 樓之 4
電　　話 | (02) 25623277
傳　　真 | (02) 25632892

總 代 理 | 聯合發行股份有限公司
電　　話 | (02)29178022
傳　　真 | (02)29156275

印　　製 | 永光彩色印刷股份有限公司
定　　價 | 300 元
第一版第一刷　中華民國 106 年 12 月

ISBN 978-986-95223-6-6

博思智庫股份有限公司
博思智庫粉絲團　Facebook.com/broadthinktank